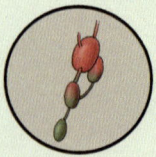

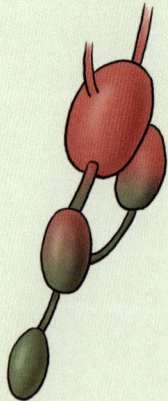

·季加孚· ·张 宁· 肿瘤科普百科丛书
总主编 执行总主编

甲状腺癌

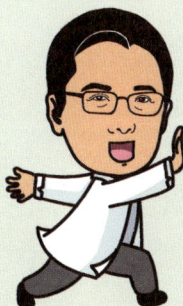

主 编 张彬
副主编 刘宝国 颜 兵
编 者（按姓氏笔画排序）

于文斌 北京大学肿瘤医院
马 骁 北京大学肿瘤医院 张亚冰 北京大学肿瘤医院
王天笑 北京大学肿瘤医院 林珊珊 北京市石景山医院
王佳鑫 北京大学肿瘤医院 赵艺媛 北京大学肿瘤医院
冯冬冬 浙江省人民医院 徐国辉 北京大学肿瘤医院
刘宝国 北京大学肿瘤医院 崔力坤 北京大学肿瘤医院
宋韫韬 北京大学肿瘤医院 颜 兵 北京霍普医院
张 彬 北京大学肿瘤医院 魏 炜 北京大学肿瘤医院
秘 书 王佳鑫 北京大学肿瘤医院

人民卫生出版社
·北 京·

序 一

　　健康是促进人全面发展的必然要求，是经济社会发展的基础条件，是民族昌盛和国家富强的重要标志。人们常把健康比作1，事业、家庭、名誉、财富等就是1后面的0，人生圆满全系于1的稳固。目前我国卫生健康事业长足发展，居民主要健康指标总体优于其他中高收入国家平均水平，健康中国占据着优先发展的战略地位。但随着工业化、城镇化、人口老龄化进程加快，中国居民生产生活方式和疾病谱不断发生变化。心脑血管疾病、癌症、慢性呼吸系统疾病、糖尿病等慢性非传染性疾病导致的死亡人数占总死亡人数的88%，这些疾病负担占疾病总负担的70%以上。了解防控和初步处理这些疾病的知识，毋庸置疑，会降低这些疾病的发生率和死亡率，会降低由这些疾病导致的巨大负担。

　　我国人口众多，人均受教育水平较低，公众的健康素养存在很大的城乡差别、地区差别、职业差别，因此公众整体的健康素养水平较低。居民健康知识知晓率低，吸烟、过量饮酒、缺乏锻炼、不合理膳食等不健康生活方式比较普遍，由此引起的疾病问题日益突出。《"健康中国2030"规划纲要》中指出，需要坚持预防为主，深入开展爱国卫生运动，倡导健康文明生活方式，预防控制重大疾病。这是健康中国战略的重要一环，需要将医学知识、健康知识用公众易于理解、接受和参与的方式进行普及。这种普及必须运用社会化、群众化和经常化的科普方式，充分利用现代社会的多种信息传播媒体，不失时机地广泛渗透到各种社会活动之中，才能更有效地助力健康中国战略。

　　据统计，中国每天有1万人确诊癌症，癌症是影响人民身体健康的重要杀手之一。在众多活跃于肿瘤临床一线、热衷于为人民健康付出的专家们的支持和努力下，通过多次研讨，我们撰写了这套《肿瘤科普百科丛书》，它涵盖了我国最常见的肿瘤。我们在吸取类似科普读物优点的基础上，不单纯以疾病分类为纲要介绍，还以患者对不同疾病最关心的问题为中心进行介绍。同时辅以更加通俗的语言和图画，描述一个器官相关的健康、保健知识，不但可以使"白丁"启蒙，还可以使初步了解癌症知识的人提高水平。

最后，在此我衷心感谢每一位主编和编委的支持和努力，感谢每位专家在繁忙的工作之余，仍然为使患者最终获益的共同目标而努力，也希望该丛书能够助力健康中国行动。

季加孚

北京大学肿瘤医院 北京市肿瘤防治研究所

2022 年 4 月

序二

近年来，随着人民群众生活水平的提高和医疗资源的改善，超声体检逐渐普及，甲状腺结节及甲状腺癌的发病率迅速攀升，引起社会的广泛关注，甚至引起人们的恐慌，出现"谈癌色变"的现象，其根源在于对甲状腺癌的本质缺乏了解。与许多其他恶性肿瘤不同，甲状腺癌常发生于中青年，他们知识水平较高，学习能力较强，希望对这种疾病有更加深入的了解，但网络与一些媒体上的信息比较混杂，很多缺少循证医学依据，让缺乏医学知识的广大患者难以甄别，而专业书籍与文献又不适合普通读者的理解。因此，目前迫切需要一种有效的方式，将晦涩的医学专业知识用通俗易懂的语言介绍给广大读者，使其对"甲状腺癌"有更全面的认识。

随着医学的发展，医学工作者对甲状腺癌的诊断和治疗，在理念和技术层面上与以前有了很大不同。传统的检查手段和治疗方法已经不能满足人们对更好疗效和更高生活质量的需求，微小癌、基因检测、腔镜或机器人手术和分子靶向治疗等"新名词"，越来越多地出现在人们的视野当中。这些概念是什么？它们如何应用于患者的诊疗过程之中？甲状腺癌领域又有哪些新的进展？这些都将在本书中找到答案。

本书的主编张彬教授是我多年尊崇的甲状腺肿瘤专家，也与我亦师亦友，我们在甲状腺肿瘤研究领域已有过长期的合作与交流。张彬教授对待科学的态度十分严谨，勇于创新，且有着几十年丰富的甲状腺临床经验，是国内甲状腺癌研究和临床领域的一个优秀的领军人物。在本科普书中，他所带领的团队对甲状腺癌临床诊疗中患者常提出的问题，做了系统的整理和详尽的解释，内容丰富、全面，文风精炼、朴实，深入浅出，易学易记。读罢本书，患者将会正确认识甲状腺肿瘤，思路清正，信心十足，以乐观的心态战胜疾病。

邢明照

Mingzhao Xing

南方科技大学

2022 年 4 月

前言

从人们发现恶性肿瘤的存在之时，似乎一直是"谈癌色变"，"恶性肿瘤是不治之症，得了恶性肿瘤就等于宣判了死刑"的想法根深蒂固。但不论是在过去还是现在，甲状腺癌都不该是肿瘤患者焦虑的对象。分化型甲状腺癌在所有恶性肿瘤中最为"温和"，10年生存率可高达90%以上，可以说它基本不影响患者的寿命。绝大多数的患者只要得到规范的诊断和治疗，都可以实现长期生存的目标。

近20年来，甲状腺癌的发病率迅速上升，是发病率增长最快的恶性肿瘤，这与颈部B超的普及和群众体检意识的提高密切相关。发病率的上升同时也伴随着甲状腺癌过度诊断与治疗的现象，并不是所有的甲状腺癌都需要通过手术、消融等方式进行过激的处理，这是甲状腺癌患者需要接受的新理念。

甲状腺腺体虽小，但解剖复杂，毗邻颈部重要的器官与神经，使得甲状腺手术风险高，患者容易出现术后并发症。但手术并不是甲状腺癌治疗的全部，手术后的患者几乎都要经历长期甚至终身服药的情况，有些还需要后续碘-131治疗，这些治疗常常会让患者感到担忧与困惑。

本书针对甲状腺癌患者关心的内容，采用通俗易懂的一问一答方式进行系统的介绍，内容包括甲状腺的功能与解剖，良性结节的处理，甲状腺癌的病因、检查、诊断、手术治疗、术后并发症、术后内分泌治疗、碘-131治疗等，希望广大读者阅读后，可以正确地认识甲状腺癌。

张 彬

北京大学肿瘤医院

2022 年 4 月

目 录

四、为什么会得甲状腺癌 19

五、为什么得甲状腺癌的人越来越多 23

六、如何能够发现甲状腺癌 25

一、什么是甲状腺结节

1. **甲状腺结节是肿瘤吗**

总体可以将"甲状腺结节"理解为甲状腺里长的"小肿块"，但这只是大致描述了它的形态，更重要的是需要按照"肿块"的性质对它进行区分，也就是判断它是良性结节还是恶性结节。甲状腺良性结节中最常见的是：①结节性甲状腺肿：占80%~90%，属于甲状腺组织增生和退行性疾病，并不属于肿瘤；②甲状腺腺瘤：来自于甲状腺本身腺体的良性肿瘤；③甲状旁腺瘤：来源于位于甲状腺周围的甲状旁腺的良性肿瘤；④桥本甲状腺炎：甲状腺自身免疫性炎症，不属于肿瘤；⑤甲亢：甲状腺会肿大，分泌过量的甲状腺激素导致身体代谢加快，有时也同时表现出结节。

甲状腺恶性结节中最常见的是：①甲状腺乳头状癌，占恶性比例的80%~90%；②甲状腺滤泡状癌；③甲状腺髓样癌；④甲状腺未分化癌。

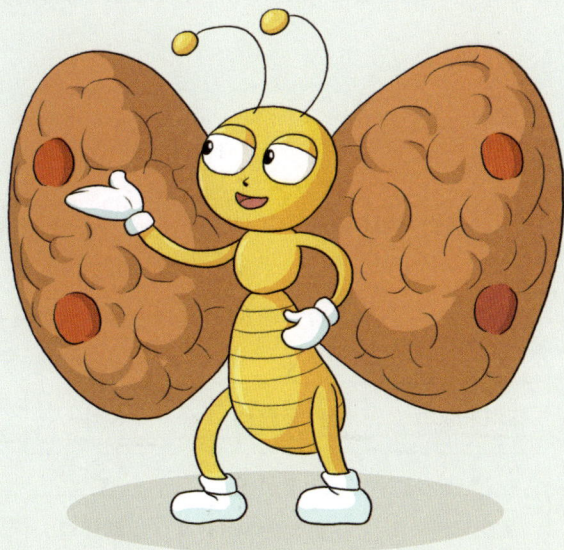

甲
状
腺
结
节

2. 超声体检为什么总有甲状腺结节

甲状腺结节本来在人群中就十分常见。过去，由于医疗条件的限制，人们往往只有当脖子"变粗"后，才注意到甲状腺出了问题。如今，随着甲状腺超声检查的普遍应用，甲状腺结节的发现率也从 4% 升至 19%~67%。也就是说，大约每 4 个人中就有 1 个人患有甲状腺结节，其中最常发生于女人和老年人。甲状腺位于我们脖子的正前方，气管的两旁，它是人体最大的内分泌腺。甲状腺的体积很小，正常情况下被皮肤和皮下组织所覆盖，看不见也摸不着。所以，如今很多人的甲状腺结节，是通过体检（一般是 B 超检查）发现的。当然，如果肿块长大到一定程度，就有可能在外观上被我们发现。

3. 甲状腺结节都需要手术吗

一般来说，大多数甚至绝大多数甲状腺结节都不需要手术，只需要定期观察。只有少数恶性的甲状腺结节才需要手术。甲状腺的良性结节中大约 80%~90% 的诊断是结节性甲状腺肿，这是甲状腺组织的增生和退行性疾病，不属于肿瘤，所以也并不需要手术。另外，大约还有 10% 的其他甲状腺良性疾病，例如桥本甲状腺炎和甲状腺腺瘤等，通常也不需要手术。只有大约 5%~10% 的甲状腺恶性肿瘤，才需要手术治疗。

根据美国甲状腺协会制订的甲状腺结节诊断标准流程和我们的实际经验，我们建议对 B 超发现 1cm 以上怀疑恶性的结节进行细针穿刺细胞学检查，基本流程见下图。

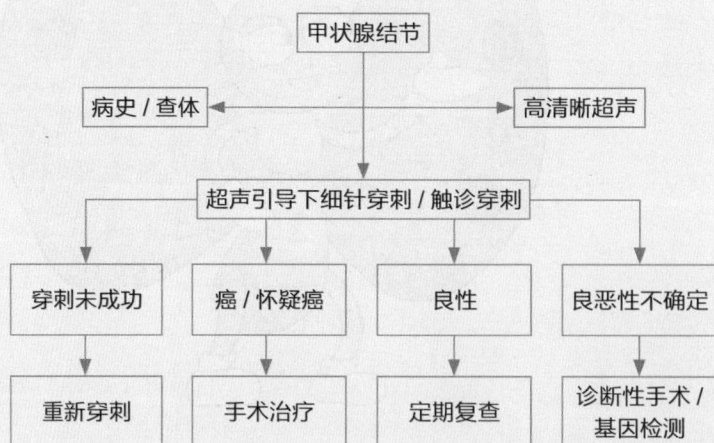

```
                        甲状腺结节
                            │
        病史 / 查体 ◄──────┼──────► 高清晰超声
                            │
              超声引导下细针穿刺 / 触诊穿刺
        ┌──────────┬──────────┬──────────┐
     穿刺未成功   癌 / 怀疑癌     良性     良恶性不确定
        │          │          │          │
     重新穿刺    手术治疗     定期复查   诊断性手术 /
                                          基因检测
```

4. 甲状腺结节有症状和表现吗

绝大多数甲状腺结节不会产生临床症状。人们通常是在体检时通过甲状腺触诊和颈部超声检查才发现甲状腺上长了结节，但患者如果合并甲状腺功能异常，则可能会出现相应的临床表现，如甲状腺功能亢进或甲状腺功能减退。大的结节可能会出现压迫症状，通常可以压迫气管和食管，使气管和食管移位。恶性肿瘤局部侵犯严重时可能会出现声音嘶哑或吞咽困难等症状，交感神经受压会导致 Horner 综合征，肿瘤侵犯颈丛则可能出现耳、枕和肩等处疼痛等症状。甲状腺髓样癌由于肿瘤本身可产生降钙素和 5- 羟色胺，可能会引起腹泻、心悸、面色潮红等症状。

小的甲状腺结节不管是用手摸还是肉眼看一般都无法被察觉得到，一般甲状腺结节要长大超过 2cm 才有可能被发现，主要表现为颈前甲状腺肿大或结节。良性结节形状规则，光滑，质地软或韧，可随吞咽上下活动。恶性肿瘤则可能形状不规则，与周围组织粘连固定，并逐渐增大，质地硬，边界不清，初起可随吞咽运动上下移动，后期多不能移动。若伴颈部淋巴结转移，则可以用手摸到肿大的颈部淋巴结。

5. 有没有"一招"在家自查甲状腺结节

很多甲状腺疾病初期的症状并不明显，要想实现早发现、早治疗的目标，下面 4 步一定得记牢。

（1）对镜仰脖：站在镜子前，摘下项链等首饰，脖子稍微抬高，头后仰。

（2）手动触摸：对着镜子，将食指、中指和无名指三个手指并拢，从脖子中间沿着两侧，从上到下轻轻触摸，看两侧是否对称、是否有一侧偏大、有无硬硬的结节和肿大等情况。

（3）吞水观察：保持脖子后仰，咽口水或者喝口水，感受下脖子哪个部位会随着吞咽的动作上下活动。找准位置后，对着镜子，看这个位置附近是否有肿块会随着吞咽的动作一上一下移动。

（4）触摸检查：做吞咽动作的同时，再摸一摸甲状腺对应在脖子上的位置，看看能不能摸到硬硬的小结节，或者小鼓包、小肿块。

要是自检时发现甲状腺结节，要给予重视，尽早去医院，咨询专业医生。

6. 甲状腺良性结节如何治疗和随访

对于甲状腺穿刺诊断为良性的病例，绝大多数学者建议临床随诊，大多数患者可以通过定期复查的方式避免手术。大样本资料证实穿刺良性的患者在长期随诊的过程中出现甲状腺癌的概率只有 0.6%~3%，并且多数的恶性结节可以在之后的随诊中发现并得到及时的治疗。根据研究结果，这种极少数漏诊的甲状腺癌多数是微小癌，可以观察或暂缓手术。诊断为甲状腺良性结节的患者应定期进行体格检查、促甲状腺激素（TSH）测定和颈部超声检查，每年随访 1 次，持续至少 3~5 年。

针对甲状腺良性结节的药物治疗目前并无明确效果，其中包括各种中医中药治疗。服用左甲状腺素（优甲乐）也不能使良性结节变小，反而可能带来心脏和骨骼等方面的副作用，因此不推荐常规使用。

7. 甲状腺良性结节如果不及时做手术，是否会转变成恶性

虽然甲状腺良性结节可以合并甲状腺癌，但这种情况大约仅占 1% 左右。

上海瑞金医院最新遗传学研究证实甲状腺良性结节与恶性结节在遗传进化上完全不相关，甲状腺癌更倾向于从正常甲状腺发展而来，而不是从良性结节恶变而来。考虑到甲状腺结节有 5%~10% 是恶性的，有些人为了避免这小部分患者延误治疗而不加选择地进行手术，其后果是对其中 90%~95% 的良性病变进行了不必要的手术。此外，大多数的甲状腺癌属于分化型甲状腺癌，发展缓慢，疗效很好，所以没有必要对所有的甲状腺结节进行过激的手术治疗，大多数患者可以通过定期复查的方式避免手术。大样本资料证实细针穿刺阴性的患者在长期随诊的过程中出现甲状腺癌的概率只有 0.6%~3%，而且多数可以发现和得到及时的治疗。

8. 目前甲状腺结节是否存在过度治疗

目前国内普遍存在甲状腺结节过度治疗现象。根据 2005 年某地区一份甲状腺手术统计，9 216 例行手术治疗的甲状腺结节，恶性肿瘤仅约占 10%，而结节性甲状腺肿和腺瘤等良性结节占 90% 左右。2015 年有文献报告某大型三甲综合性医院甲状腺结节术后统计，恶性肿瘤仅占 30% 左右，而结节性甲状腺肿和腺瘤等良性结节占到了 60%~70%。由于甲状腺结节的发现率高达 19%~67%，对于 14 亿人口的中国，不应当也不可能对每一个患有甲状腺结节的患者都进行手术。但是由于我国大多数医院细胞学诊断水平不高，术前无法通过

甲状腺细针穿刺区别结节的良恶性，以至于有的甲状腺结节患者进行了手术，不仅浪费了大量的医疗资源，还对患者的外观和甲状腺功能等造成不同程度的损伤。我们在门诊常常遇到患者困惑于不同医生给出的不同处理意见，如手术、观察、吃药或穿刺诊断等，我们建议甲状腺结节的诊疗应依据国内外制定的甲状腺结节诊断标准流程进行，医生根据患者的具体病情给予观察或进行细针穿刺细胞学检查等建议，从根本上杜绝甲状腺结节的过度治疗。

9. 什么样的甲状腺结节需要进行细针穿刺检查

美国甲状腺协会 2015 版指南将甲状腺结节超声图像的恶性风险分为 5 个级别，并根据各自的恶性风险建议结节穿刺的大小。甲状腺结节的超声征象可以分为 5 类：①高度可疑恶性，恶性风险为 70%~90%；②中度可疑恶性，恶性风险为 10%~20%；③低度可疑恶性，恶性风险为 5%~10%；④极低度可疑恶性，恶性风险小于 3%；⑤良性结节，恶性风险小于 1%。超声检查需要对患者所有已知或可疑甲状腺结节进行评估，其中，直径大于 1cm 的高度 / 中度可疑恶性结节、直径大于 1.5cm 的低度可疑恶性的结节和直径大于 2cm 的极低度可疑恶性的结节需要进行细针穿刺（FNA），不符合上述标准的甲状腺结节和单纯的囊性甲状腺结节不需要做 FNA。在 2016 年中国抗癌协会甲状腺癌专业委员会制定的《甲状腺微小乳头状癌诊断与治疗中国专家共识》中，我国的甲状腺专家们将怀疑恶性结节的穿刺标准定为 5mm，与美国指南有差异。另外，对于甲状腺结节的恶性风险的评估，国内很多医院超声采用 TI-RADS 系统分级，Ⅴ级大致对应高度可疑恶性，4b/4c 级对应中度可疑恶性，4a 级对应低度可疑恶性，Ⅲ级对应极低度可疑恶性，而 2 级对应良性结节，不同医院、不同医生可能根据不同标准执行。

10. 甲状腺良性结节如果手术会有哪些弊端

如果一般的甲状腺良性结节做了手术，与不做手术相比，可能会带来以下问题：①颈部会遗留永久性手术瘢痕，特别是女性，可能会影响其外观和社交活动等；②长期服用药物的可能，进行手术后甲状腺的功能一般会有不同程度的降低，为了补充甲状腺功能，患者需要每天且长期服用甲状腺素片，无疑增加了经济负担和生活不便；③甲状腺结节术后多数要复发，良性甲状腺结节一般是结节性甲状腺肿，属于增生性疾病，具有多发和反复生长的特点；④可能发生手术后遗症，任何手术都有风险，可能出现声音嘶哑、出血、低钙及

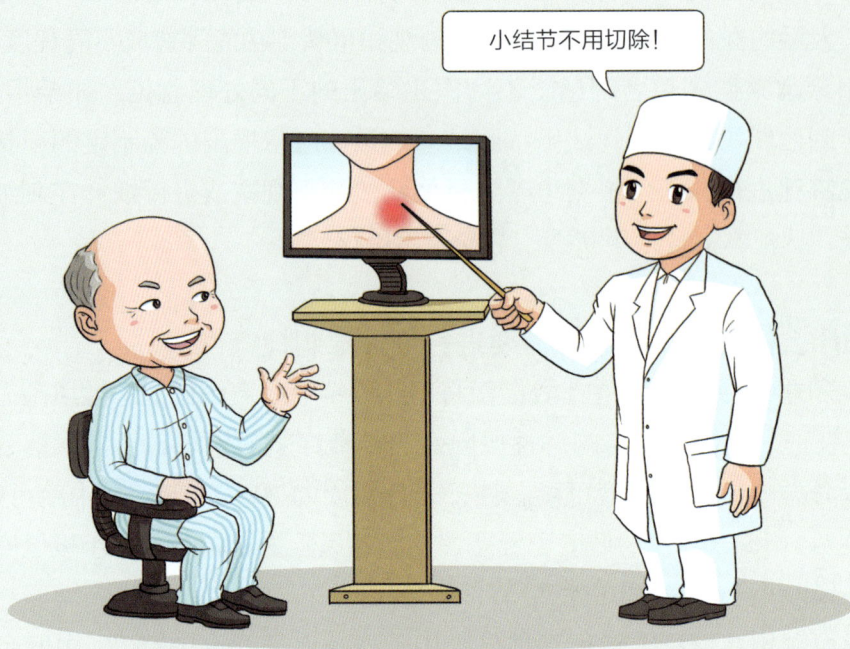

脖子不适等问题；⑤浪费个人和国家医保支出，大多数良性甲状腺结节手术属于过度治疗，要尽量避免。

11. 哪些甲状腺良性结节才真的需要手术

上面讲到甲状腺结节手术的基本原则是良性结节一般不需要手术，但并不是所有甲状腺良性结节都绝对不做手术，极少数患者甲状腺结节体积较大，出现以下情况要考虑手术：①压迫气管影响呼吸，这时患者会感觉憋气，夜间无法平躺入睡；②结节过大影响颈部外观；③结节长大坠入胸腔发展为胸骨后甲状腺肿；④甲亢患者内科或者核医学治疗效果不好，也可以进行手术治疗。

12. 有甲状腺结节多年了，生活和饮食需要注意什么

除非合并了甲亢，否则没有特殊饮食要求，也没必要忌高碘食物如紫菜、海带和海鲜等，这些食物均可适量食用，家庭做菜也没有必要换用无碘盐。工作和体育锻炼均可正常进行。甲状腺结节的发病率虽然很高，但大多数结节离癌症还很远，不需要过度恐慌。但无论如何，一旦发现甲状腺结

节，还是需要去医院明确性质，定期复查随访。诊断为恶性而且符合手术指征的患者要进行手术和后续治疗。诊断为甲状腺良性结节应定期进行体格检查、TSH测定和超声检查，每年随访 1 次，持续至少 3~5 年。之后复查可以间隔 3~5 年进行一次。总之，我们需要理性看待甲状腺结节，保持一个乐观积极的心态在防癌之路上可能更加重要。

（张彬）

二、甲状腺的解剖

1. 甲状腺长什么样

甲状腺是一个内分泌腺体，黏附在颈部前下部（一般在气管第二和第三软骨环之前），甲状软骨（即所谓的"喉结"）下方。有时，甲状腺侧叶可达胸骨柄后方，称为"胸骨后甲状腺"。甲状腺呈"H"形或"U"形，像一只蝴蝶，分为左、右两个腺叶，中间以甲状腺峡部相连接。甲状腺峡部的上缘（70%的人群）常常发出锥状叶（蝴蝶的"触角"），其长短不一。甲状腺的峡部厚0.5cm，宽和高分别2cm；侧叶则呈梨形，厚度和宽度可达2.5cm，长度约4cm。甲状腺表面由两层膜包绕着，就好像保存食物的保鲜膜。外层的膜又称作甲状腺外科被膜，和内层的被膜之间借以疏松的纤维组织交联着。甲状腺的大小变化可随年龄、性别、营养状态等不同，平均约25g，女性稍重于男性。正常情况下，整个甲状腺质地柔软，呈现棕红色，有着丰富的血液供应。

2. 异位甲状腺是什么意思

顾名思义，异位甲状腺就是甲状腺没有长在正常的解剖位置，这是一种先天发育异常，医生们曾经对这一现象进行了统计，发现女性多于男性（有报道指出男女比例为1∶4~1∶5）。

异位甲状腺主要有两种：一种是颈部前下方正常甲状腺缺如，在体检中未能探测到该位置甲状腺的存在，这时异位的甲状腺就被称为"迷走甲状腺"；另一种则是既有正常位置的甲状腺，而在其他部位也存在甲状腺组织，即"副甲状腺"。简言之，在人类由受精卵分裂分化发育为成熟个体的过程中，原本应该成为甲状腺的部分如果随着时间推移偏移了预定航线，并没有抵达目的地（颈前下方），那就会漂泊到身体其他部位。但是终归而言，无论是正常位置还是异位的甲状腺，我们的机体都十分需要它们提供生理水平的甲状腺激素维持生长发育和日常活动，只有当甲状腺出现其他病变、对生命健康带来不利影响时，才需要个人提高警惕，及时就医。

3. 感冒后摸到脖子有小肿块，有时还疼，是不是甲状腺出问题了

一般来说，轻中度的感冒、头颈部感染（比如鼻窦炎、智齿发炎、口腔溃疡、急慢性咽喉炎或扁桃体炎和咽后脓肿）等，都有可能引起颈部淋巴结的肿大与疼痛，我们称之为急性淋巴结炎——此时咱们摸到的颈部"肿块"主要集中在下颌、气管两侧的皮下软组织内，一般呈活动、光滑的圆形。这时候需要咱们回忆一下是否伴有发热和初始发病部位的症状。

相对而言，甲状腺的异常肿大一般都在颈前正中的部位，单侧或双侧，缺碘或肿瘤引起的甲状腺包块和肿大并不会突然起病，而是有数月甚至数年的病史。病毒感染引起的甲状腺肿大疼痛叫作亚急性甲状腺炎，常见于 20~50 岁的成年人（女性居多），患者也可以表现为发热、颈部疼痛。亚急性甲状腺炎经过规范治疗绝大多数可以治愈，仅少数会出现甲状腺功能减退。总之，当我们出现了颈部疼痛、肿大，都应该及时就医，积极处理。

4. 甲状腺的邻里关系

作为颈前下部的重要器官，甲状腺两枚侧叶位于喉下部，后面紧靠着气管。甲状腺的两层被膜，就像给甲状腺套了两件外套，外面还覆盖着肌肉、筋膜和皮肤。在它的周围，邻居们相互协作、各司其职。其中最出名的，当属甲状旁腺、喉部的神经和颈部动静脉。甲状腺周围的血管和神经就好似缠绕在西瓜上的藤蔓，而 4 枚甲状旁腺则像揣在外套衣兜里（也就是甲状腺内、外两层被膜之间的狭窄空隙，在这个间隙内也有交叉的动/静脉网络分布）的 4 粒西瓜子。

5. 喉返神经和喉上神经

喉返神经和喉上神经掌管着喉部的运动和感觉，分别走行在气管食管沟内、颈内动脉内侧。当甲状腺生病时，可能会压迫或侵犯这些邻居。需要引起关注的是，喉返神经就像一根裸露的电线紧挨着甲状腺的后内侧，如果不慎损伤，人们就会出现相应的症状（比如呼吸吞咽困难、声音嘶哑和饮水呛咳等）。临床手术治疗中，无论是甲状腺部分切除、单侧腺叶切除或甲状腺全切术，医生们都会高度重视喉返神经和喉上神经的保护。

6. 甲状旁腺

甲状腺有几个小伙伴，叫"甲状旁腺"，镶嵌在甲状腺侧叶的背面。甲状旁腺是一些小的棕黄色、浅红色的绿豆状结构的腺体（扁椭圆形，直径3~6mm）。典型的甲状旁腺一般每侧2枚（上下各一），或者更多。多数甲状旁腺紧密附着在甲状腺左右两侧叶的背面。上方甲状旁腺的位置较为恒定，而下方的甲状旁腺位置变异较大，约半数以上位于甲状腺后方中下1/3的范围，其余可以藏匿在甲状腺前面、内部、胸膜内或纵隔内。上下甲状旁腺的血液来源主要为甲状腺上动脉和甲状腺下动脉的分支。甲状旁腺掌管着人体的钙和磷的代谢，若它们受到损伤，就可能发生口唇和四肢麻木，肌肉抽搐，甚至危及生命。

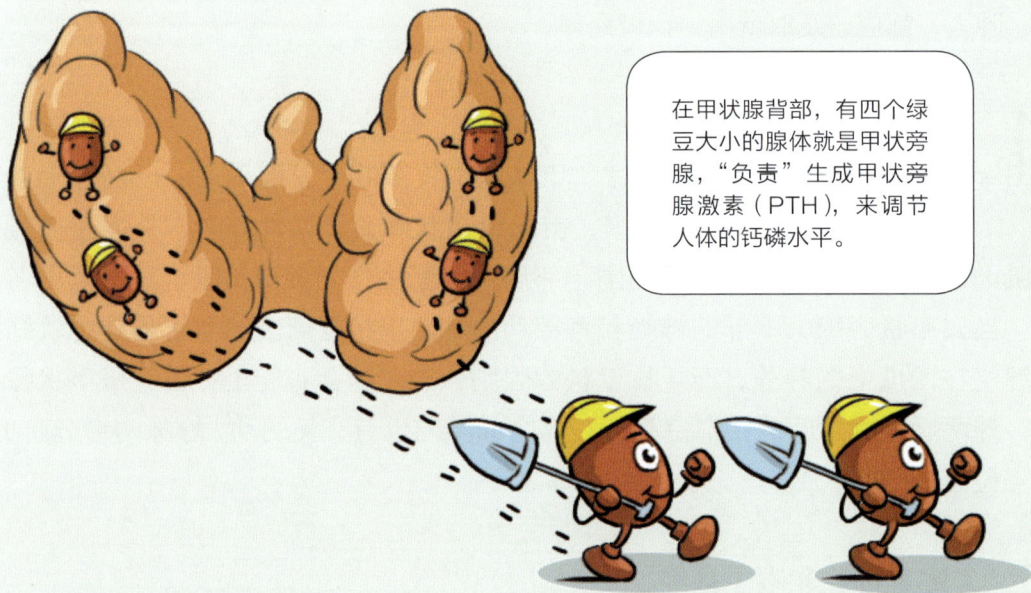

在甲状腺背部，有四个绿豆大小的腺体就是甲状旁腺，"负责"生成甲状旁腺激素（PTH），来调节人体的钙磷水平。

7. 气管和食管

甲状腺的后方紧贴着气管，再靠后方则是食管。气管和食管分别是人们呼吸、进食的通道，"喉结（体表可以摸到）"之下连接的就是气管，气管由半圆状软骨支撑，构成这条管道的圆柱状空心结构。当甲状腺发生异常增生、肿大时，气管、食管受压，患者们可能会感觉到憋喘、哽噎，甚至疼痛，这时就需要本人和家属高度关注，及时前往医院就诊，以免延误病情。

8. 甲状腺的交通运输系统

甲状腺的血液供应非常丰富，其动脉主要来自甲状腺上动脉和甲状腺下动脉。这些动脉之间均具有广泛的血管网络相连，它们与咽喉、气管、食管的动脉相互吻合，就像河流的细小分支灌溉着周围区域。甲状腺的静脉在其表面连接成丛，最终汇入静脉主干道。甲状腺的营养来源及其分泌的甲状腺激素，就通过这些密集的"高速公路"进出，周而复始地工作着。

甲状腺内还有另一种"公路"——淋巴管，掌管着甲状腺的营养物质回收和免疫防御功能。淋巴结则像公路上的一个个收费站，分布于喉部、气管前和气管周围，同时也分布在颈部血管周围。甲状腺肿瘤细胞就是通过这条公路"贿赂"各个收费站，一路绿灯发生淋巴结转移的。其中，甲状腺癌的颈部淋巴结转移，最多见的当属颈内静脉中组、颈内静脉下组淋巴结转移（顾名思义，颈内静脉周围是肿瘤发生淋巴结转移的高发部位，需要我们高度警惕）。总而言之，医生们会根据这些"公路"和"收费站"位置和转移规律，进行甲状腺癌淋巴结清扫。

9. 为什么有的患者手术后会"变哑"

提到这个问题，就不得不说甲状腺的两位邻居：喉上神经和喉返神经。

正如前面所提到，这两位邻居属于"近亲"，都是由迷走神经分支延伸而来。喉上神经分为内、外两支，内支掌管着喉上部的感觉，外支掌管着环甲肌的运动（环甲肌的作用是拉长、拉紧声带以提高音调）；喉返神经的感觉支负责喉大部黏膜，运动支控制着除了环甲肌以外的喉部肌肉。首先，他们都紧密地贴合在甲状腺和气管、食管之间，当甲状腺病变侵犯其一，就会出现临床症状。其次，在甲状腺切除手术过程中，医生们为了保护神经的完整和功能，都会首先清晰辨认并全程显露喉上神经和喉返神经，再进行肿瘤分离和切除。为了确保神经功能的正常和完整，术中通过电信号进行喉返神经监测也是十分必要的。

裸露的神经甚至不及圆珠笔尖粗细，轻微的牵拉、钳夹或粘连都有可能造成损伤（复杂的病例中，甚至有肿瘤完全侵犯了神经）。喉上神经运动支损伤会导致环甲肌瘫痪，引起声带松弛、声调降低。喉返神经如果一侧损伤，会引起声音嘶哑，进食、饮水时出现误咽而发生呛咳。双侧喉返神经损伤会导致失音、严重的呼吸困难，甚至窒息。甲状腺手术损伤神经的概率较低，其发生率随甲状腺手术难度增加而上升。术后声音嘶哑视情况而定，轻症者可以在术后3~6个月逐渐恢复，但永久性损伤或断裂一般很难完全恢复。除此之外，手术后的水肿反应和血肿压迫等也会造成轻微的声音嘶哑，绝大部分患者是可以逐渐恢复的。

最后，值得一提的是，部分患者在就诊前本身也会存在声带的病变（如：声带小结、慢性喉炎、声带息肉或声带麻痹等），这些也都会影响到患者的发音功能。因此，术前常规进行喉镜（间接喉镜、电子纤维喉镜或纤维支气管镜）检查评估声带活动情况也是十分必要的。

10. 甲状旁腺是如何发挥作用的

与甲状腺只差一个字，甲状旁腺主要分泌甲状旁腺激素（PTH），作用于骨骼、小肠和肾脏，参与人体钙的代谢并维持钙与磷的平衡。PTH 可以促进骨骼中的钙和磷释放到血液中，在适宜浓度下又可以促使钙质重新组装到骨骼中；当人体钙、磷含量过高时，PTH 还会指挥肾脏，将多余的钙和磷随尿液排出；同时，PTH 还能间接作用于小肠，促进胃肠道对钙的吸收。

甲状腺癌发病率逐年上升，甲状腺切除手术为甲状腺癌的主要治疗手段，甲状腺术后出现的甲状旁腺功能减退是甲状腺癌根治术的重要并发症之一。作为甲状腺的一个重要邻居，甲状旁腺与甲状腺的关系十分密切，所以在进行甲状腺癌根治术时要仔细辨认和保护甲状旁腺，医生们会力求在彻底清除病灶的前提下，尽可能保护每一枚甲状旁腺。

甲状腺术后的甲状旁腺功能减退可能是暂时性的或是永久性的，前者会造成短暂的缺钙症状，后者则会造成永久性的低钙表现，严重影响人们的生活质量。其常见原因是供应甲状旁腺的血供不足、甲状旁腺位置异常、术中辨识不清晰（包括误切、挫伤和热辐射等）。术后甲状旁腺功能损伤的发生与手术范围、中央区淋巴结清扫和二次手术等因素相关。轻微的症状包括嘴唇、指尖发麻，随着损伤的加重，患者会出现手足抽搐、肌肉痉挛等症状，严重者可发生生命危险。术中可以将血液供应不佳的甲状旁腺进行自体移植（即重新"种植"到患者身体中），术后需要通过监测 PTH 和血钙指标，并对症补充钙和骨化三醇等进行治疗，出院后也需要患者定期到门诊随访。

（刘宝国　崔力坤）

三、甲状腺有什么功能

1. 甲状腺的功能是什么

甲状腺的主要任务是产生两种激素：甲状腺激素和降钙素。在体内发挥作用的甲状腺激素分别称为三碘甲状腺原氨酸（T_3）和四碘甲状腺原氨酸（T_4）。总的来说，甲状腺激素的职责是：促进人体产热、提高基础代谢；调节营养物质代谢；促进机体生长发育和对各个器官（如神经系统、心血管系统、血液系统、呼吸系统、消化系统等）的广泛调节作用。

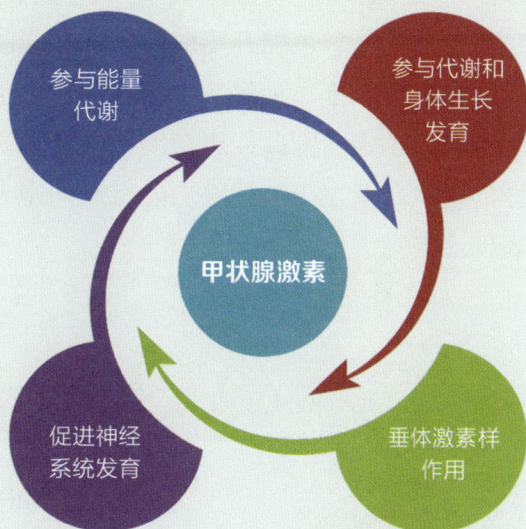

参与能量代谢

参与代谢和身体生长发育

甲状腺激素

促进神经系统发育

垂体激素样作用

2. T_3 和 T_4 有什么区别

三碘甲状腺原氨酸（T_3）和四碘甲状腺原氨酸（又称甲状腺素，T_4）是甲状腺分泌的两种主要的具有生理活性的甲状腺激素。T_4 占甲状腺激素总量的 90% 以上，T_3 的分泌量较低，但其生物效应更大、活性更高。人体内 80% 的 T_3 是由 T_4 在外周血液和各个组织器官中经过化学变化而来的。T_3 与 T_4 一旦进入血液，马上会与血浆中的蛋白质结合起来——无论是 T_3 还是 T_4，只要与蛋白质相互结合，它就会暂时失去功能，结合蛋白质的作用是加强与巩固 T_3 和 T_4，以防肾脏将其排出体外。当蛋白质与 T_3 和 T_4 分离，T_3 和 T_4 就变成了游离状态，可以轻装上阵发挥其生物学作用了。

3. 甲状腺激素如何对我们的身体起作用

甲状腺激素作用十分广泛，几乎对身体所有组织器官在不同生长发育阶段都进行持久的调节。打个比方，甲状腺激素（尤其是 T_3）就像一把万能钥匙，能匹配各个器官的锁，逐级传达指令，产生不同的生物学效应。具体地说，包括：①促进生长发育：甲状腺激素是促进胎儿大脑神经细胞发育的重要激素，同时还能与生长激素（GH）并肩作战，协同指挥幼儿骨骼肌肉的生长。胚胎期和幼儿期如果缺乏甲状腺激素的帮助，患儿便会出现不可逆的智力损伤和生长发育延迟（克汀病），因此在缺碘地区的准妈妈们要及时补碘，保证正常的甲状腺激素水平。②调节新陈代谢：甲状腺激素能提高人们的氧气消耗和产热量。在正常条件下，它也能升高血糖、分解脂肪和合成蛋白质。③影响器官的活动：甲状腺激素还能提高神经系统兴奋性、增加心率和心肌收缩力、促进消化系统的运动和分泌功能。因此，患有甲状腺功能亢进的患者具有消瘦、易激动、烦躁和心悸的症状。反之，甲状腺功能减退的患者更易出现乏力畏寒、食欲减退和淡漠的表现。

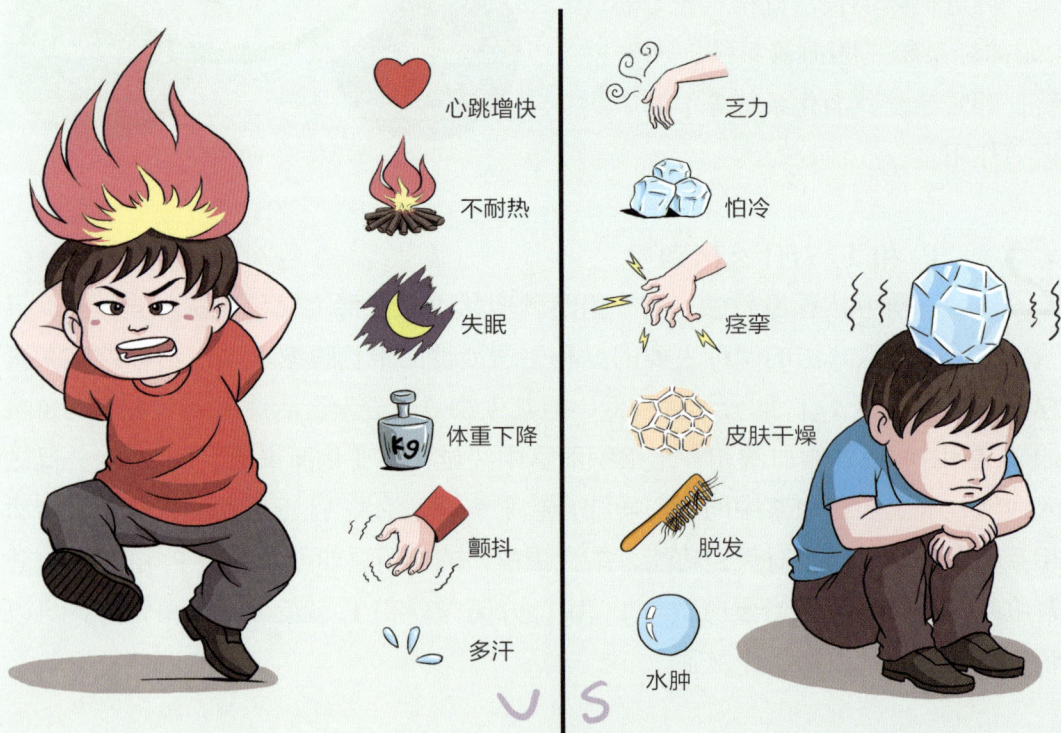

心跳增快　不耐热　失眠　体重下降　颤抖　多汗

乏力　怕冷　痉挛　皮肤干燥　脱发　水肿

甲亢和甲减的表现

4. 甲状腺激素是怎样炼成的

甲状腺是甲状腺激素合成的主要场所，主要分为三个步骤：①从血液中收集原料：碘（例如老百姓平日里购买的含碘盐中的碘，碘 80%~90% 都是由食物提供）；②原料的加工：在酶的帮助下，离子碘被活化；③在甲状腺中合成甲状腺激素，并存储于甲状腺内。人体的甲状腺激素储备可以保证机体 50~120 天的需要量。在身体需要时，甲状腺激素就会从"库房"中释放出来，顺着血液到达人体各处，在各个器官发挥作用（促甲状腺激素在这个过程中扮演了调控作用）。

5. 人体如何代谢甲状腺激素

血液在经过人体的代谢工厂——肝脏时，1/3 的甲状腺激素被肝脏摄取，进而排入肠腔。随后，这些物质在肠道细菌的作用下，最终随粪便排出（仅有少部分被肠道重吸收）。人体剩余 5% 的甲状腺激素还能够通过肾脏的作用随尿液排出体外。

6. 甲状腺功能的指挥部

甲状腺激素的分泌调控主要是由下丘脑 - 垂体 - 甲状腺轴执行和调节。下丘脑是这一反馈环路的高级司令部，它通过产生促甲状腺激素释放激素（TRH）直接控制下游的工作部——腺垂体，进而分泌促甲状腺激素（TSH）作用于甲状腺，对甲状腺激素的合成分泌发号施令。作为垂体激素，TSH 的分泌同样具有昼夜节律，TSH 的峰值会出现在晚上。

值得注意的是，腺垂体分泌的 TSH 除了促进甲状腺激素的合成与释放，甲状腺滤泡上皮细胞可以在 TSH 的长期唆使下发生病变。因此对于甲状腺增生 / 肿瘤性疾病患者，应当严格检测控制 TSH 的水平，避免异常的激素水平导致疾病进展。血液甲状腺素水平增高时，下丘脑 - 垂体 - 甲状腺轴的功能活动受到制约，可抑制腺垂体 TSH 的分泌及其对下丘脑 TRH 命令的反应性。因此，人体的甲状腺激素水平得以维持在较为稳定的状态。

甲状腺也可以独立于 TSH 作用，对甲状腺激素的释放进行自我调节，主要是对于碘摄入的变化进行适应，保证身体内激素水平维持在稳定的状态。当碘的来源不足时，甲状腺会优先进行 T_3 的合成，与 T_4 相比 T_3 可以在满足更高作用效果的时候更少地利用碘。而过量的碘可以作为药物抑制甲状腺激素的释放，抑制甲状腺的持续性增生。

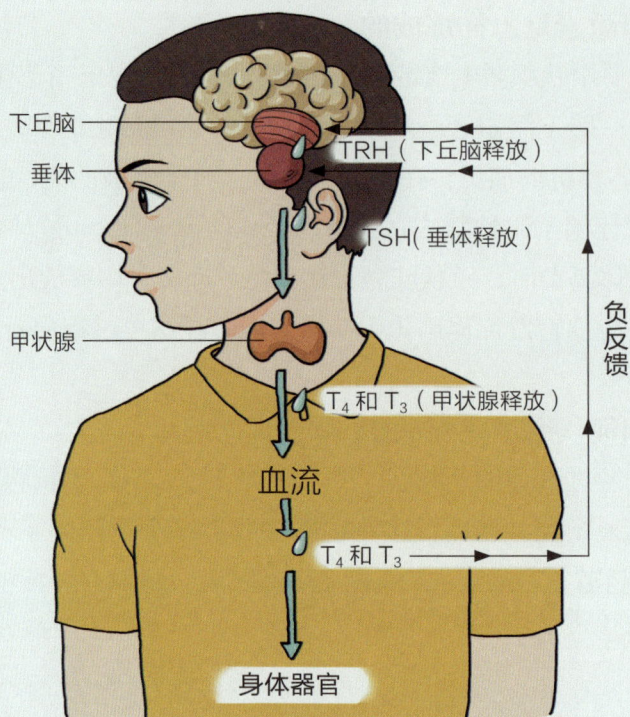

下丘脑

垂体

TRH（下丘脑释放）

TSH（垂体释放）

甲状腺

T_4 和 T_3（甲状腺释放）

血流

T_4 和 T_3

负反馈

身体器官

7. 特殊人生阶段的甲状腺生理改变

在胎儿时期，甲状腺激素的生成和代谢明显超过成年人，随着出生，新生儿血液中的甲状腺激素浓度在数小时迅速达到峰值，并在分娩后 48 小时内回落至正常。在女性整个妊娠阶段，甲状腺功能会发生一系列生理变化，如：与甲状腺激素结合的血清甲状腺素结合球蛋白会增加，碘随着尿液排出增加，甲状腺激素的合成代谢也相应增高。妊娠 10~12 周后，最可靠的评价指标，就是促甲状腺激素（TSH）。普通人的 TSH 范围是 0.4~4.8mIU/L，而准妈妈们体内的 TSH 水平在妊娠早期是最低的。受到地域、人种等因素的影响，妊娠期妇女的血清 TSH 范围目前没有统一的标准，目前专家们倾向于将妊娠期女性的 TSH 上限（门槛）设定在 2.0~2.5mIU/L。产后女性的甲状腺功能将会逐渐恢复正常。随着年龄增长，健康老年人甲状腺激素的水平趋于平稳，但其分泌的 TSH 则会低于中青年。

8. 妊娠期间更容易发生甲状腺功能异常吗

妈妈们为了保护胎儿不受自身免疫系统的攻击，在妊娠期间形成了一种相对抑制的免疫状态，因此产后的妇女可能会因为免疫能力的恢复和上调，出现一些在产前患有的自身免疫疾病加重，如：自身免疫性甲状腺疾病、类风湿性关节炎和系统性红斑狼疮等。妊娠期甲亢作为个别准妈妈们可能遭遇的一种甲状腺疾病，绝大多数是由 Graves 病（一种自身免疫性甲状腺疾病）引发的。它的主要表现是妊娠早期甲亢（甲状腺功能亢进）症状出现进展，随之减轻，但在分娩之后再次加重。当上述甲亢症状未得到有效控制时，会发生很多不良影响：流产、早产、先兆子痫、心力衰竭、甲状腺危象和胎盘早剥等；对于胎儿，则会发生新生儿甲亢、生长发育迟缓和早产等。有效控制妊娠期甲亢则可以较好缓解乃至避免这些结果。

妊娠期甲状腺功能减退的诊断和普通人群相似，患者们会有畏寒、嗜睡、水肿等表现，而亚临床甲状腺功能减退没有明显症状，TSH 普遍升高。胎儿因发育不完善，其甲状腺激素的来源主要为母体的供应。发生甲状腺功能减退时，胎儿各个器官的发育滞后；母体也容易发生自发性流产或早产（表 1）。有甲状腺疾病史、甲状腺切除手术史、其他自身免疫疾病史、血清 TSH 或自身抗体升高的年轻准妈妈们需要提高警惕，定期检查，一旦发现则需及时进行甲状腺激素补充治疗。

表 1　甲状腺功能减退对妊娠及胎儿的不良影响

母亲	胎儿
高血压 / 先兆子痫	早产
胎盘早剥	低体重出生儿
流产增加	围产期并发症增加
剖宫产率增加	围产期死亡率增加
产后出血	神经精神认知障碍

9. 做了甲状腺癌手术之后，甲状腺功能会有变化吗

正如上文所提及，甲状腺是人体甲状腺激素的大本营，对于甲状腺良恶性肿瘤，手术的切除范围在很大程度上会影响到患者术后的甲状腺功能和激素水平。甲状腺功能减退（俗称"甲减"）是甲状腺手术的并发症之一，分为暂时性和永久性甲状腺功能减退。①甲状腺手术之后，残留的部分甲状腺如果没有得到足够的血液供给，会导致甲状腺暂时性的缺血从而影响甲状腺功能；②如果是甲状腺良性肿瘤，接受甲状腺近全切除或次全切除后，若残余的甲状腺能够

逐渐代偿（通俗地说，就好像在健身房锻炼肌肉会变得更强壮），那么它们就可以承担起生产全部甲状腺激素的重任；③反之，如果是甲状腺全切除，或残余甲状腺无法代偿，那么就会产生永久性甲状腺功能减退；④另一方面，患者术前如果患有自身免疫性甲状腺炎或原本就患有甲状腺功能减退，经历手术之后甲状腺功能不足的概率也会大大增高。总的来说，患者经历甲状腺手术之后的甲状腺激素水平也会各不相同，医生们会根据患者术后的甲状腺功能情况和疾病特点进行评估，并进行相应的治疗。

为了预防甲状腺功能减退的发生，医生们在不影响疾病治疗和患者健康的前提下，会根据病情具体分析，以决定是否可以保留一点甲状腺组织；如果能够保留部分或单侧甲状腺，医生们会十分小心保护好它们的"邻居"（比如甲状旁腺、喉返神经和喉上神经等）；如果患者术前已经有甲状腺功能减退的迹象，那么手术之后就需要严格随访，抽血检测甲状腺功能。最后，出现甲状腺功能减退，也会按照患者情况进行甲状腺激素的补充——它也是甲状腺癌术后预防复发的一个重要治疗方式。

10. 手术后医生开的"左甲状腺素钠片"和甲状腺激素是一回事吗

顾名思义，左甲状腺素钠与人体内的甲状腺激素类似，可以在体内转化为T_3发挥作用。这个"左"是一个化学术语，和左、右甲状腺可不是一回事（不管是单侧还是双侧甲状腺手术，均服用左甲状腺素钠）。不是所有的甲状腺疾病患者都需要服用甲状腺激素，它主要有两个目的：替代治疗，通过外界补充来维持身体正常所需；抑制治疗，服用甲状腺激素以后告诉人体司令部（垂体）不要生产太多促甲状腺激素（TSH），否则肿瘤很容易卷土重来（抑制肿瘤生长、减少复发和转移）。术后甲状腺激素是否需要服用以及剂量大小，需要根据病理结果、相关检查和疾病危险性分层来评估。即使服用左甲状腺素钠，咱们也要按照医嘱定期随访，及时调整剂量。

（刘宝国　崔力坤）

四、为什么会得甲状腺癌

1. **是不是手机玩多了才得了甲状腺癌**

这个问题的核心在于辐射会不会导致甲状腺癌，多大强度的辐射才会导致甲状腺癌。

众所周知，辐射分为电离辐射（如 X 线和 γ 线）和非电离辐射（紫外线、热辐射、无线电波和微波），只有电离辐射是会导致肿瘤发生的，且不局限于甲状腺癌。1986 年切尔诺贝利核电站爆炸之后，受影响地区的儿童患甲状腺癌的比例迅速增加，研究认为，他们主要是受了很高强度的碘 -131（50Gy）的污染。同样，2011 年福岛核电站发生核泄漏后，当地的青少年也遭受了甲状腺癌的威胁，但对成年人的甲状腺影响则较小。与电离辐射相比，手机信号等属于非电离辐射，到目前为止，并没有证据证明它们与甲状腺癌有关。即便如此，我们也不建议长时间玩手机。

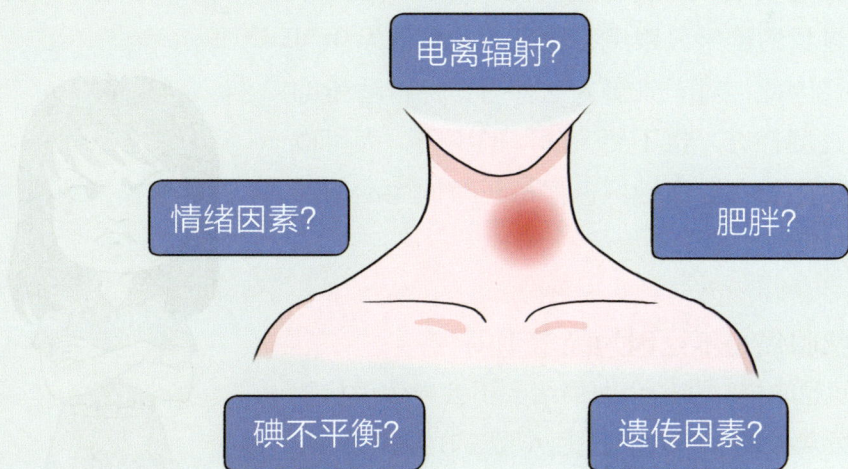

电离辐射？

情绪因素？

肥胖？

碘不平衡？

遗传因素？

2. **得甲状腺癌是不是与曾经在医院照过 X 线片有关**

上面提到甲状腺癌的发生与电离辐射及剂量相关，医源性的射线一般都属于电离辐射，包括胸透、造影、CT 和牙片等；但是拍 X 线片的辐射剂量非常低，是不会导致甲状腺癌的。比如牙齿全景片剂量约 26μSv，相当于坐一次飞机在高空接受的辐射剂量；胸部 CT 平扫为 5.7~8.0mSv，远远低于 100mSv 的确定性辐射剂量。当然，按照电离辐射保护原则，特别是婴幼儿，也要尽量采用铅围脖保护甲状腺。

如果幼年期因为患有肿瘤疾病接受过颈部放疗，剂量超过 50Gy，多年后发生甲状腺癌的风险很高，需要定期做甲状腺超声体检，以便及时发现和治疗甲状腺癌。

3. 得甲状腺癌是不是跟爱吃海鲜有关

这个问题的核心在于食用高碘食物会不会导致甲状腺癌。大家都知道，甲状腺是人体内摄碘量最多的器官，而加碘盐及海产品又是食物里主要的碘来源。

针对碘摄入量与甲状腺癌的关系，学术界是有争论的。有的研究显示，低碘摄入会增加甲状腺癌的风险，并且倾向于发生生物学行为不好的甲状腺癌，补充碘后又能够降低甲状腺癌的恶性程度；进食高碘食物能起到预防甲状腺癌的作用。因此有研究建议通过优化人群的碘摄入量可降低甲状腺疾病的发生率，这也是甲状腺预防保健的重要组成部分。国内的横断面研究也支持了这个结论。而更早的研究认为，过量的碘摄入跟甲状腺乳头状癌的发生可能存在正相关。因此，对于碘摄入这件事，保持适量的原则即可，不过度补充，也不要"滴"碘不碰，大可放心吃海鲜，如果生活在沿海地区，保持正常的生活习惯即可。

4. 得甲状腺癌是不是因为经常生闷气

这个问题的核心在于负面情绪会不会导致甲状腺癌。医学心理学将人格分为 A 型、B 型和 C 型，其中 C 型人格又叫"癌症性格"。C 型人格的特点是能与他人保持表面和谐，但内心却常常生闷气或因矛盾而痛苦。此外，甲状腺功能的指标也被用于重度抑郁的评估。因此，长期负面情绪缠身对身体是有害的，但是具体与甲状腺癌的关系还没有确切证据。

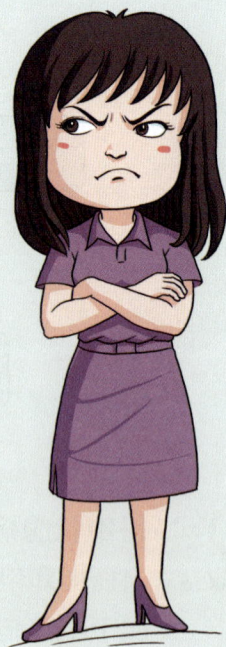

5. 是不是因为肥胖才得了甲状腺癌

这个问题的核心在于肥胖等亚健康身体指标会不会导致甲状腺癌。营养学家通常认为肥胖 [BMI≥28kg/m², BMI= 体重（kg）除以身高（m）的平方] 是几种常见恶性肿瘤的危险因素，这其中包括甲状腺癌，在肥胖的人群中，体重不断增加（每年增加 0.4~5kg）的人患恶性肿瘤的风险更高。因此，保持健康的体重并长期维持，是保证身体健康的基石。

其实身体的各种亚健康指标都提示身体难以维持稳定状态了，抵抗各种致病因素的能力弱了，罹患各种疾病的风险就增加了，因此，维持身体处于健康状态能够有效抵抗疾病的发生。

6. 得甲状腺癌是不是跟有病乱吃药有关系

这个问题的核心在于有没有哪些药物会导致甲状腺癌。事实上，确实有一些药是可以干预甲状腺功能的。如最常见的抗心律失常药胺碘酮就是一种富碘的药物，可以导致甲状腺功能亢进或低下。有病例报道胺碘酮会诱发甲状腺乳头状癌，但是缺乏有力的数据支撑。

此外，甲状腺癌中女性患者要远远多于男性患者，因此，有人就会提出疑问，雌激素的波动以及补充雌激素会不会导致甲状腺癌呢？一项关于雌激素与甲状腺乳头状癌的研究显示，雌激素可以维持甲状腺乳头状癌细胞的干细胞（相当于癌灶的种子）的稳定性，并能促进其远处转移。雌激素受体可能与多种肿瘤相关的信号通路建立联系。因此，在没有明确吃药可以获益的情况下，最好不要乱吃药。

7. 得甲状腺癌是不是跟多年的甲状腺炎症有关

这个问题的核心在于甲状腺炎症会不会导致甲状腺癌。这是有可能的。在临床工作中可以观察到患桥本甲状腺炎的患者并发甲状腺癌的比例要高于没有甲状腺炎的人群。炎症也会导致很多抑癌基因发生表观遗传学沉默，同时这也解释了为什么甲状腺癌突变负荷非常小而发病率却非常高。因此，一个"有病"的甲状腺有可能是发生甲状腺癌的危险因素。虽然有学者认为良性甲状腺结节并不是甲状腺癌的危险因素，因为他们的遗传背景彼此独立，但此观点并没有被专家完全接受。

8. 得甲状腺癌是不是跟遗传基因有关系

这个问题的核心在于甲状腺癌是否具有遗传性。虽然目前还不清楚甲状腺癌的遗传机制，但有 5%~15% 的甲状腺癌发生具有家族聚集性。在甲状腺髓样癌中，已经明确了 *RET* 基因的某些点突变是家族性髓样癌的致病原因；具有甲状腺癌家族史的家庭中，其成员患甲状腺癌的风险要高于其他人群。

此外，一些遗传性综合征的表现均包含甲状腺癌，如多发性内分泌腺瘤综合征 A 型（MEN-2A）和 B 型（MEN-2B），遗传性肠息肉综合征（Gardner 综合征）和 Cowden 病等。这些都证明部分甲状腺癌具有遗传性。

9. 得甲状腺癌是不是跟工作中接触很多化学性物质有关

这个问题的核心在于哪些有毒有害物质会诱发甲状腺癌。事实上，重金属污染，以及某些有机物，如杀虫剂、阻燃剂等都会干扰甲状腺的内分泌功能，在某些重度污染区，甲状腺癌的发病率是要高于其他地方的。工作中接触的化学物质有可能会对甲状腺不利，但也要具体看是哪些类型的化学物质（如一些农药或杀虫剂，某些阻燃剂、有机溶剂，重金属含量超标的粉尘或废液等），防护是否得当，不能不分青红皂白就怪罪于遇到的所有化学物质，更不能"因噎废食"辞掉工作。

（冯冬冬）

五、为什么得甲状腺癌的人越来越多

1. **据说患甲状腺癌的人越来越多了，那么甲状腺癌发病率究竟有多高**

根据最新全球癌症数据统计的结果，甲状腺癌是全球增长最快的恶性肿瘤，2018 年甲状腺癌患者增加近 60 万，约占所有恶性肿瘤的 3%，死亡病例超过 4 万。2017 年数据显示，在北京市户籍人口中，甲状腺癌发病率为 34.28/10 万，即北京全年新增 4 662 例甲状腺癌，在女性癌症中上升至第三位，仅次于乳腺癌和肺癌，在男性中位居第七位。

在临床上，大多数患者都是在体检时发现自己患有甲状腺结节，颈部超声的方便快捷使得大家更容易进行甲状腺癌的筛查，这也促进了甲状腺癌的早期发现；现代社会快节奏、高压力的生活现状迫使广大青壮年长期处于亚健康状态，容易遭受致病因素的攻击；工业社会污染加重，也会增加致病因素。多种因素都是甲状腺癌发病率增高的重要影响因素。

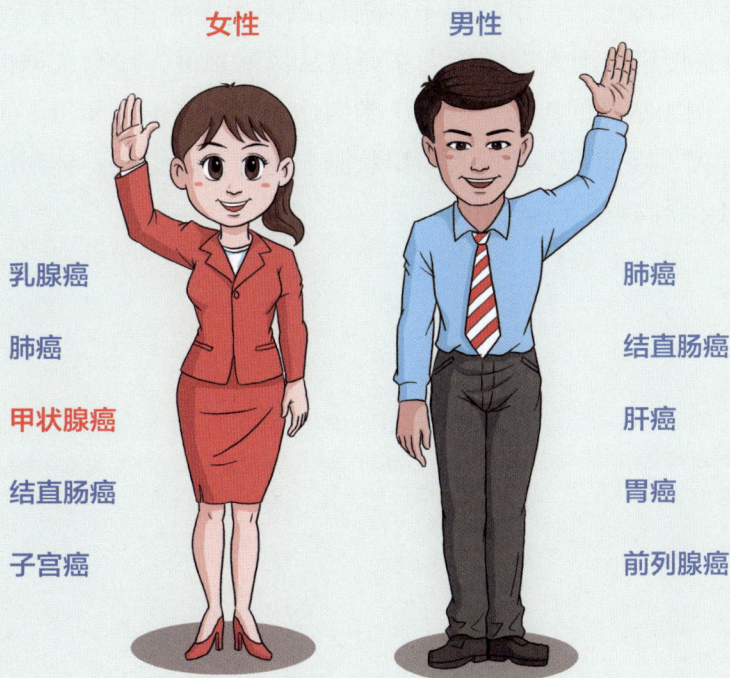

女性	男性
乳腺癌	肺癌
肺癌	结直肠癌
甲状腺癌	肝癌
结直肠癌	胃癌
子宫癌	前列腺癌

2. 为什么越来越多人被发现得了甲状腺癌

这主要是由于医学检查技术得到了提高。随着生活水平的不断改善，人们的健康意识逐渐增强，规律体检的人数不断增加，特别是近年来体检项目中增加了甲状腺超声检查，使得过去不容易被发现的早期甲状腺癌，尤其是直径小于1cm的微小癌，现在也能够被发现，在很大程度上提高了甲状腺癌的检出率，这种微小甲状腺癌大多数原本可以呈现"冬眠状态"，伴随我们终生却不发病。因此可以说，医学检查技术的提高，是导致甲状腺癌发病率上升的主要原因。

3. 甲状腺癌发病率越来越高了，那么究竟哪些人群容易得呢

从性别来讲，女性较男性更容易遭受甲状腺癌的威胁，女性患者的发病率约是男性的3倍，这可能提示甲状腺癌的发生与雌激素水平存在相关性；从女性发病年龄段看，30~50岁最为多见；从经济发展状况来讲，发达地区的发病率高于欠发达地区，城市中的女性较乡村的女性更容易发生甲状腺癌。从地域分布上来讲，沿海地区高于内陆地区。地域发病差别的原因可能还是由不同地区医学检查技术普及差别导致的。

4. 甲状腺癌患者越来越多了，会不会是因为甲状腺癌具有传染性

这就有点多虑了，甲状腺不像流感或痢疾等病毒或细菌导致的传染病，不具有传染周围人群的能力。而且从目前来讲，没有证据提示甲状腺癌具有传染性，例如常见的接触、聚餐、粪口途径、血液途径和母婴垂直传播等不会传染甲状腺癌。因此，不用担心与甲状腺癌患者一起进餐、沐浴或其他常规的接触会增加患甲状腺癌的风险。

（冯冬冬）

六、如何能够发现甲状腺癌

1. **体检发现的甲状腺结节是癌吗**

随着甲状腺体检的普及，越来越多的人发现自己患有甲状腺结节，这个比例非常高。甲状腺长结节了是不是癌？又或者将来会不会发展为癌？首先大家不用担心，体检发现的甲状腺结节绝大多数不是癌。当体检发现甲状腺结节，我们需要到专科去确认结节的性质，进行准确的超声检查，必要时行甲状腺结节的细针穿刺确诊。超声检查准确率在 70% 左右，基本可以预测肿物的性质。细针穿刺细胞学检查则一般可以明确结节的病理诊断，即不仅可能判断结节的良恶性，还可以判断它的病理类型。专科医生会根据超声和穿刺的检查结果给出基本明确的诊断和处理意见。确定良性的结节定期复查即可，如确认为它是恶性的，医生也会给出观察或者手术的意见。即使通过体检发现的甲状腺癌，患者基本没有什么症状，早期癌、微小癌的占比很大，手术效果也很好，大家不用过分担忧。

2. **平常自己怎么发现甲状腺癌**

应该说，一部分甲状腺癌可以自己发现。日常生活中，我们可以关注以下方面：①我们要熟悉甲状腺的位置，颈前正中的下方，胸骨上窝上方是甲状腺的位置，这个位置平常不会有什么感觉，如果有任何感觉应该检查甲状腺；②正常甲状腺一般不会被触摸到，如果甲状腺区发现隆起，并且随吞咽上下移动，应考虑甲状腺肿物；③男性和儿童患者是高危人群，如发现甲状腺结节，恶性可能很大，需要进一步检查；④短期（如 1~2 个月以内）甲状腺肿物是否突然增大加速；⑤甲状腺肿物基础上，患者出现声音嘶哑、呼吸不适、咯血或吞咽不适等症状；⑥触摸到的颈部肿物很硬，活动不好；⑦甲状腺区以外的地方发现和甲状腺同时存在的肿大淋巴结，要除外甲状腺癌淋巴结转移；⑧家族里有多个甲状腺癌患者，一代以内的家庭成员需要行甲状腺的检查。

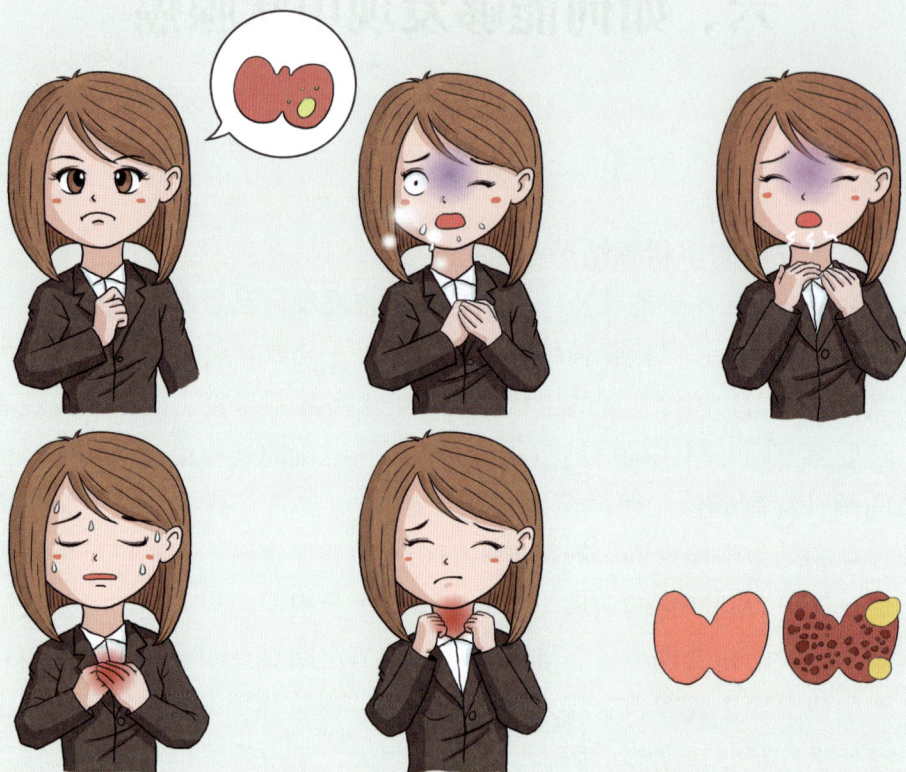

3. 通过什么检查可以发现甲状腺癌

超声检查是筛查甲状腺结节和甲状腺癌的首选，也是在甲状腺癌术后随访中最重要的检查。超声检查廉价且方便，可以反复进行，对人体基本没有伤害，大家可以放心进行超声检查。分辨率高的超声检查可以发现 2mm 及以上的甲状腺结节，并可以对甲状腺结节的性质进行初步判断，好的超声设备和经验丰富的超声医师，诊断甲状腺癌的准确率高达 80% 以上。发现甲状腺结节的患者可以到大一点的医院，找经验丰富的超声科医师做个颈部 B 超，对颈部的病变做一个初步的判断。提示甲状腺癌的超声特征包括：①肿物为低回声或者混杂回声；②边界不规则、欠清或不清；③形态不规则，纵横比大于 1；④细小的钙化，如点状钙化、针样钙化、簇状钙化等；⑤颈部肿大淋巴结，出现钙化和囊性变。体检患者超声发现甲状腺结节，如果出现上述特征，必须到甲状腺专科进行进一步的诊治。

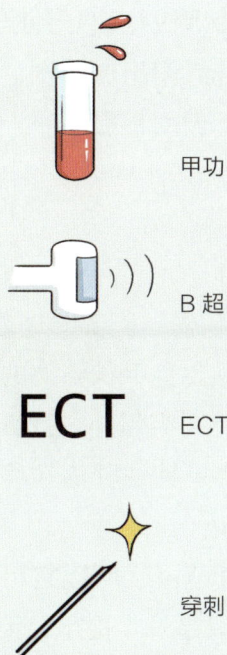

甲功

B 超

ECT　ECT

穿刺

甲状腺结节

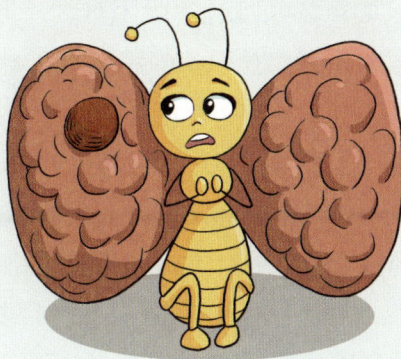

4. 甲亢会不会变成甲状腺癌

甲亢患者会有这样的担忧。应该说，甲亢和甲状腺癌之间没有必然的联系。甲亢指的是甲状腺功能亢进，血液中甲状腺激素的水平明显高于正常范围，从而引起一系列高代谢的症状，如心率快、食欲亢进、消瘦和突眼等。原发性甲亢可表现为甲状腺双侧肿大，没有结节；也可以表现为肿大的甲状腺基础上有结节。继发性甲亢是在甲状腺疾病基础上伴发甲状腺功能亢进，比如高功能腺瘤和桥本甲状腺炎等。不管是原发性甲亢，还是继发性甲亢，只要合并结节，我们就要对结节的性质进行判断，进行超声检查，有恶性特征的结节可以进行穿刺。而确诊甲状腺癌的结节，我们要评估甲亢水平对手术是否有影响，严重的甲亢需要在手术前先到内分泌科进行药物的控制，一般轻度甲亢不影响手术的进行。

5. 甲状腺结节有哪些变化会提示为甲状腺癌

甲状腺结节很常见，患有甲状腺结节的患者常常会担心结节会不会发展为甲状腺癌。大家不必担心，甲状腺结节绝大部分是良性结节，经专科确认良性的结节，医生会根据结节的大小及存在的特征，给出半年或者一年定期复查的建议，大家只要定期复查即可。复查时可以发现结节的变化，尤其是恶性的转变，不会耽误治疗。结节有下列变化会提示甲状腺癌：①男性与儿童患者；②短期内突然增大，但需注意与良性甲状腺囊腺瘤并囊内出血鉴别；③出现了侵犯压迫症状，如声音嘶哑或呼吸困难；④肿瘤硬实，表面粗糙不平；⑤甲状腺及肿瘤活动受限或固定；⑥甲状腺肿物伴颈淋巴结肿大。

6. 胸部 CT 检查发现了甲状腺结节该怎么办

很多人在进行胸部常规体检后，或因其他疾病做了胸部 CT 的检查，意外发现检查结果提示他患有甲状腺肿瘤，甚至会有甲状腺癌的可能，胸科医师往往难以判断甲状腺肿瘤的情况，会要求患者转到头颈外科就诊。患者在胸部 CT 检查发现甲状腺结节时会有很大顾虑，会不会是其他肿瘤转移到甲状腺？或者甲状腺是不是也发生了肿瘤，会不会转移到全身？

这主要是因为胸部 CT 检查会将下颈部纳入检查范围，所以它可以发现位置比较低的甲状腺，但胸部 CT 检查发现的甲状腺结节只是一个提示，大家不用过分忧虑，相反，这是很好的线索，尤其是对于没有常规进行甲状腺体检的患者。胸部 CT 提示的甲状腺结节，大多数都是良性的，就算是恶性的，也很可能是早期的甲状腺癌，这种治疗效果是非常好的。胸部 CT 提示的甲状腺结节需要重新进行甲状腺相关的专科检查，专科医师会询问患者的病史，开出最常规的超声检查单，根据超声检查基本判断甲状腺结节的良恶性，再根据结节的情况，开出其他相关检查，如颈部 CT/MRI、细针穿刺检查或血液检查等，对肿物进行定位和定性的判断，继而给出准确的治疗方案。

甲状腺癌术后的患者，如果要进行胸部 CT 检查，一定要确定是否要进行碘治疗，如果需要，暂时不能进行胸部增强的 CT 检查，以免干扰碘治疗。

7. 核素显像发现甲状腺结节怎么办

核素显像检查曾经是甲状腺疾病的常规检查，即使现在，仍有很多医疗机构仍然进行甲状腺核素显像的常规检查。核素显像发现的甲状腺结节又该如何处理呢？

甲状腺的核素显像首先是功能显像，是一种运用发射计算机断层显像（ECT）技术检测放射性核素的检查方法。ECT 成像的基本原理是：放射性药物进入人体，代谢后在脏器内外或病变部位和正常组织之间形成放射性浓度差异，仪器将探测到这些差异，通过计算机处理再成像。ECT 成像是一种具有较高特异性的功能显像和分子显像。

放射性核素扫描根据结节对放射性核素的摄取能力将甲状腺结节分4类，"热结节""温结节""凉结节"和"冷结节"。这些结节性质对诊断有一定的参考价值。

（1）"热结节"：结节吸收的放射性显影高于周围的甲状腺组织。这种结节一般是属于功能较高的结节，患者常患有甲亢。热结节通常是良性病变。

（2）"温结节"：结节的放射性显影与周围的甲状腺组织的放射性显影相同。这种结节多见于甲状腺良性肿瘤，例如结节性甲状腺肿、桥本甲状腺炎或亚急性甲状腺炎的恢复期。

（3）"凉结节"：结节的放射性显影低于周围的甲状腺组织的显影。这种结节也多见于甲状腺的良性肿瘤，也可见于20%左右的癌。配合血清降钙素的测定，可提高诊断率。凉结节可见于甲状腺囊性变、甲状腺未分化癌、髓样癌及亚急性甲状腺炎急性期。

（4）"冷结节"：甲状腺冷结节是指用放射性元素做甲状腺扫描时，结节所在位置的放射性比附近正常甲状腺组织明显降低或接近无放射性，多见于甲状腺癌，但甲状腺囊肿、腺瘤、出血、纤维化、钙化和甲状腺炎等都可以见到冷结节。如果冷结节较大，与周围甲状腺组织分界不清楚，而且是单一性结节，要注意有甲状腺癌的可能性。

从以上可以看出，在核素显像中，"凉结节"仅仅可见于20%左右的甲状腺癌，临床意义不大；"冷结节"恶性可能最大，也仅限于单一结节，恶性的概率也只是在30%左右。所以，对于甲状腺肿瘤来讲，我们要了解的是甲状腺肿物的性质，功能显像对于肿物性质的判断就显得作用不大。故肿瘤专科医院的头颈外科已经不把核素显像作为甲状腺肿瘤的常规检查，但做了核素显像发现各种结节的患者也无需顾虑，后续进行超声和穿刺等更准确的检查即可。

8. 家族里有甲状腺癌患者，家庭成员需要进行甲状腺的相关检查吗

现在甲状腺癌的发病率越来越高，加上甲状腺癌患者的生存时间很长，所以甲状腺癌的患者越来越多，家族成员也有担心：需不需要进行甲状腺癌的筛查？

有近1/4甲状腺髓样癌属于遗传性甲状腺癌，故要求遗传性家族一代以内的直系亲属，尤其是子女需要进行包括相关基因检测和定期超声的检查，如果确认

是遗传性髓样癌，则需要根据突变的基因的类型决定预防性甲状腺切除术的时间。髓样癌预后比较差，故确认为遗传性髓样癌的家族成员必须定期进行甲状腺超声和降钙素的检查。

甲状腺非髓样癌，主要指乳头状癌、滤泡状癌和未分化癌。由于目前甲状腺乳头状癌所占比例最大，家族性甲状腺乳头状癌一般指的是乳头状癌的家族聚集现象。家族性甲状腺乳头状癌的参考诊断标准：

主要标准：①在一级亲属中有 2 个或者 2 个以上甲状腺乳头状癌患者；②在一级亲属中有 1 个甲状腺乳头状癌患者和 3 个结节性甲状腺肿或是子代结节性甲状腺肿患者。

次要标准：①发病年龄小于 33 岁；②多发癌灶或双侧叶癌灶；③T_4 病变；④淋巴结转移或者远处转移；⑤家族中有多个青春性甲状腺癌患者。满足 2 个主要标准或者 1 个主要标准 3 个次要标准即可诊断家族性甲状腺乳头状癌。

与散发性乳头状癌相比，家族性乳头状癌患者在肿瘤多灶性、局部浸润以及治疗后颈部复发等方面都呈现更高的风险，所以当确诊为家族性甲状腺乳头状癌后，需要对可能发病的家族成员都进行体格检查和超声检查。虽然危险人群多久复查一次还不明确，但甲状腺乳头状癌发展相对较慢，建议危险人群每年进行一次检查，检查中发现恶变倾向的成员，检查时间缩短为半年一次超声检查。如发现可疑恶性结节，需进一步进行检查，如超声引导细针穿刺检查，明确诊断以便早期治疗。

9. 桥本甲状腺炎患者是不是一定会长结节和恶变

桥本甲状腺炎患者的发病率逐年增加。在桥本甲状腺炎基础上出现结节甚至恶性结节的也不少见，加上桥本甲状腺炎是终身性疾病，并且对甲状腺功能的影响很大，所以患者总会担心会不会将来自己得上甲状腺癌，需不需要及早进行干预。

桥本甲状腺炎是一种自身免

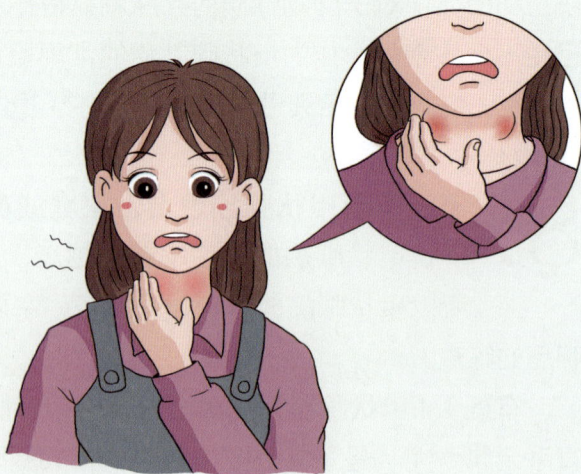

疫性甲状腺炎，病理可见大量的淋巴细胞，又称慢性淋巴细胞性甲状腺炎。本病由日本人桥本策于 1912 年发现，故以其名命之称桥本甲状腺病，简称为桥本病。由于桥本甲状腺病患者颈前呈现甲状腺肿，因而临床常称为桥本甲状腺肿。

桥本甲状腺炎同时伴有甲状腺结节是很常见的现象，单纯表现为甲状腺肿大的患者其实不多。这些结节有两种情况，一种情况就是炎性结节，也就是甲状腺炎本身导致的结节，不同位置的甲状腺受到炎症的刺激，甲状腺的密度改变不一样，这种结节有时在不同的超声下观察，相差会比较大，这都是正常的，这是一种功能性的改变引起的。另外一种是肿瘤性结节，包括良性的结节和恶性的结节，肿瘤性的结节跟炎症不一定有直接的关系。不论桥本甲状腺炎合并甲状腺良性结节还是恶性结节，对甲状腺的处理原则基本上与其他不合并桥本甲状腺炎处理原则是一样的。

患有桥本甲状腺炎的患者如果合并结节，定期按照医生的要求复查就可以，不需要太在意是不是一定会变成恶性。对于初次发现的结节，我们还是要鉴别它的良恶性的。绝大部分的甲状腺炎并发的甲状腺结节都是良性的，但是我们也需要排除一些少见的恶性病变，这主要需要根据 B 超提示，如果有微小钙化或者是血供丰富，或者是边缘不整齐，这些提示有恶性倾向的 B 超特征，建议进一步进行甲状腺细针穿刺细胞学检查。

（于文斌）

七、怎样做甲状腺超声检查

1. 甲状腺结节患者多久复查一次超声

超声是发现甲状腺结节和监测甲状腺结节最重要且为首选的检查。超声无创，可反复检查，廉价且便捷。发现了甲状腺结节后，很多患者顾虑比较重，总担心结节发生恶变，常常自己反复进行超声检查，超声复查多了又担心辐射。那么甲状腺结节患者多久进行一次超声检查?

超声检查的时间间隔是根据肿物性质综合判断的。一般明确的良性且直径小于1cm的甲状腺结节，一年复查一次即可，可以每年同全身体检一起进行，没有必要特地跑到大型三甲医院进行检查。1~2cm的甲状腺结节，建议半年或者一年复查一次，随着复查进行，肿物没有变化，则可以每年复查一次。2cm以上的结节，建议半年复查一次，以便监测肿物的变化。对于超声可疑恶性且直径大于1cm的结节，需要进行超声引导下细针穿刺，明确病理诊断，及时进行治疗。结节小于1cm（美国甲状腺协会指南推荐）或者5mm（中国抗癌协会甲状腺专委会指南推荐）且肿物位于腺体内，病理为非乳头状癌高危亚型，可以在超声下定期监测观察，推荐6~12个月复查一次。

2. 哪些超声特征提示有癌的可能

超声对甲状腺结节的发现和监测非常重要，哪些超声特征会提示甲状腺癌呢? 根据结节在超声下所显示的质地、形态、边缘、内部血流、内部是否存在钙化等对结节的性质做出初步的判断，一般恶性结节多为不均匀低回声的实性结节，形态不规则，边缘模糊不清（甲状腺髓样癌边界光滑清楚），有中央血流，其内存在钙化灶，也有少部分在超声下显示成囊实性或囊性，囊壁粗糙不光滑，伴有钙化。

根据超声下表现，我们将甲状腺结节按恶性概率分为六级（不包括0类结节），即TI-RADS分级（表2）。简单来说，Ⅰ级：甲状腺检查正常；Ⅱ级：良性病变，恶性概率为0%；Ⅲ级：良性可能，恶性概率小于3%；Ⅳ级：可疑恶性，恶性概率3%~80%；Ⅴ级：高度恶性，恶性概率>80%；Ⅵ级：经病理学证实的恶性结节，确诊为恶性。其中Ⅱ~Ⅲ级结节要定期随访，Ⅳ~Ⅴ级结节必要时进行细针穿刺活检，以明确结节性质，Ⅵ级结节超过 1cm 应该及时手术治疗。

表2　甲状腺的 TI-RADS 分级

TI-RADS 分级	意义	恶性风险	推荐
Ⅰ级	正常甲状腺	0	常规随访
Ⅱ级	良性病变	0	常规随访
Ⅲ级	可能良性	<3%	短期随访
Ⅳ级	可疑恶性	3%~80%	结合临床，建议穿刺活检
Ⅳa		3%~8%	
Ⅳb		11%~30%	
Ⅳc		31%~80%	
Ⅴ级	高度恶性	>80%	
Ⅵ级	活检证实恶性	100%	>1cm 手术切除

3. 超声可以确诊甲状腺癌吗

门诊经常遇到做了好多超声检查的患者，这些超声检查有在不同医院做的，有在同一家医院不同超声医生做的。患者常问：我都做了这么多超声检查，怎么还是不能明确是不是得了甲状腺癌？患者期待医生根据超声检查给出明确诊断的想法可以理解，但事实上并不能仅通过一个超声检查就直接诊断为甲状腺癌，这主要是由大家对超声诊断的误解造成的。甲状腺癌的诊断分为几个层次：临床诊断、影像诊断和病理诊断。临床诊断和影像诊断都是初步诊断，是对甲状腺结节的恶性可能做一个可能性或者概率性的判断，但这并不是确诊。超声诊断属于影像诊断，像 TI-RADS 分级的Ⅰ~Ⅵ级结节，只是用来提示结节恶性的可能性。病理诊断才是用来确诊甲状腺结节的"金标准"，可以明确结节的性质及病理类型，目前可以通过穿刺、术中冰冻或最终的手术病理获取病理诊断。

4. 超声检查对甲状腺和身体有没有害处

患者反复超声检查后，尤其是年轻女性通常会担心，超声有没有辐射，会不会把良性结节变成恶性结节，会不会对身体有伤害，会不会影响怀孕。

超声检查是非常常见的检查方式，不管是身体某个部位疼痛还是有任何不适症状，通常首先要做超声检查。很多人在做超声检查的时候，都特别地疑惑，想知道超声检查对人体有没有损害，那么超声检查对人体会造成什么影响呢？下面我们来详细了解一下吧。

（1）超声会使人体发热

超声具有温热效应，如果经常接触就会增加血液循环，使身体代谢功能加速，从而导致发热。不过这种发热对人体并没有多大的危害，如果在37.5℃以内且不再接触超声，一般在3天以内就会缓解。如果温度已经上升到37.5℃及以上，吃一些消炎药，再加上退热的药物就可以了。

（2）超声检查用的耦合剂是否会影响胎儿

孕妇在怀孕的过程当中，都需要通过超声来了解胎儿是否健康，在做超声检查的时候，医护人员肯定都会在孕妇的肚子上涂抹一些超声介质——耦合剂，超声耦合剂不会对身体或孕妇体内的胎儿有影响，也不会对人体有副作用，所以在做超声检查的时候，超声耦合剂不会对身体产生伤害。

（3）超声检查是否有辐射

超声检查是利用超声波对人体检查，所以说超声检查不会有射线，不会对人体产生辐射损伤，可以反复检查，非常简便易行。

5. 甲状腺癌手术后还需要复查超声吗

甲状腺癌术后需要定期复查是肯定的。甲状腺癌术后患者需要定期复查，来监测肿瘤治疗效果，包括血液检查和影像学检查。血液检查就是甲状腺功能和甲状腺球蛋白的检查，影像学检查包括超声、CT、碘扫描，甚至PET-CT检查，其中超声是必须的。超声廉价且方便，对人体基本没有影响，灵敏度高，可以早期发现复发的病灶。另外，对于超声发现的可疑复发肿物，可以在超声引导下行复发肿物穿刺和可疑转移淋巴结的穿刺，这对明确可疑病灶是否复发具有重要作用。还可以在超声引导下进行不可切除肿瘤的消融治疗。

6. 根据超声表现确定的恶性风险程度有哪些

由于甲状腺癌的不同病理类型的超声表现存在差别，部分结节存在囊性变等多种因素导致解读超声图像的挑战性增加。美国甲状腺协会 2015 版指南根据一系列超声特征的研究结果，提出了超声恶性风险分层的概念。超声恶性风险分层包括高度可疑恶性、中度可疑恶性、低度可疑恶性、极低度可疑恶性和良性结节（表 3）。

（1）高度可疑恶性（恶性风险 70%~90%）：实性低回声或囊实性结节中的实性成分为低回声的结节，或同时具有以下一项或多项超声特征：①边缘不规则（浸润性、小分叶或毛刺）；②微钙化；③纵横比大于 1；④边缘钙化中断，低回声突出钙化外；⑤甲状腺被膜受侵。

高度可疑恶性的结节最常见的诊断是甲状腺乳头状癌。当结节大于 1cm 时应进行诊断性甲状腺细针穿刺（FNA），排除或证实为恶性；当结节小于 1cm 时，应密切随访，超声评估结节和颈部淋巴结，不主张行积极的 FNA。但是还应结合患者年龄和个人意愿进行综合评估，因为 40 岁以下较 60 岁以上的患者发生肿瘤长大和出现新的可疑淋巴结更为常见（肿瘤增大发生率 5.9% vs 2.2%；出现新的可

表 3　根据超声表现的恶性程度分层

超声模式	超声特征	恶性风险	考虑 FNA 的指征
高度可疑	实性低回声结节伴有下述的一种或多种特征：边界不清、形态不规则、微钙化、纵横比 >1、存在甲状腺外侵犯。	70%~90%	结节 >1cm 可推荐 FNA
中度可疑	低回声实性结节，边界清楚、形态规则，没有微钙化、甲状腺外侵犯或纵横比失衡	10%~20%	结节 >1cm 可推荐 FNA
低度可疑	等回声或高回声结节，或囊实性结节的实性区域，没有微钙化、甲状腺外侵犯或纵横比失衡	5%~10%	结节 >1.5cm 可推荐 FNA
极低度可疑	海绵状或部分囊性结节，不存在低、中、高度可疑模式中描述的超声特征	<3%	结节 >2cm 可推荐 FNA 或者不穿刺定期复查
良性	纯囊性结节（囊肿）	<1%	不需要 FNA

疑淋巴结的发生率 5.3% vs 0.4%）。

（2）中度可疑恶性（恶性风险 10%~20%）：①实性低回声结节；②边缘光滑、规则；③无微钙化；④无纵横比大于 1；⑤无被膜外侵犯。中度可疑恶性诊断甲状腺乳头状癌的灵敏度为 60%~80%，特异性低于高度可疑恶性。结节大于 1cm 应进行诊断性 FNA，排除或证实为恶性。

（3）低度可疑恶性（恶性风险 5%~10%）：①等回声或高回声实性结节；②囊实性结节的实性部分偏心，无微钙化、边缘规则、纵横比小于等于 1 及无腺体外侵犯。低度可疑恶性结节大于 1.5cm 可行 FNA，15%~20% 的甲状腺癌为等回声或高回声，且大部分为滤泡癌和滤泡型乳头状癌（follicular variant of papillary thyroid carcinoma，FVPTC），囊实性结节所占的比例小于 20%。

（4）极低度可疑恶性（恶性风险小于 3%）：①"海绵"样的结节；②囊实性结节的实性部分不偏心，无微钙化、边缘规则、纵横比小于等于 1 及无腺体外侵犯。此类结节大于 2.0cm 可行 FNA。

（5）良性结节（恶性风险小于 1%）：良性结节主要为囊性结节，不需要行 FNA。当结节较大或者有症状时可做穿刺抽吸治疗，做穿刺时应当做细胞学检查。

（于文斌）

八、哪些情况下要做 CT

1. **CT 比 B 超价格高，是否秉承"不求最好，但求最贵"的原则**

CT 的优势在于直观，医生可以像看相片一样在阅片灯下仔细的观读，然而 CT 存在扫描间距，也就是说虽然是连续扫描，但相片也有厚度，尽管目前的技术已经能达到 2mm 的薄层扫描，但仍不可避免地给检查带来不便，因其无法明确显示肿瘤的细微特征，例如肿瘤的边缘是否清晰、钙化点的大小等细节，CT 对甲状腺的观察远不如超声清楚。

同时 CT 的成本又高于超声，这样就造成了一个尴尬的局面，花费多，效果还不明显，所以无法成为医生的第一选择。

2. **长了个 1cm 的结节，是否需要 CT 检查呢**

对于较小的甲状腺肿瘤，CT 扫描可能会漏掉病变，所以较小的肿瘤不推荐进行 CT 检查。但也有例外，那就是当甲状腺微小癌伴有异常淋巴结肿大时，这样的情形意味着可能存在甲状腺癌的颈部淋巴结转移，CT 可以更直观地方便医生观读。

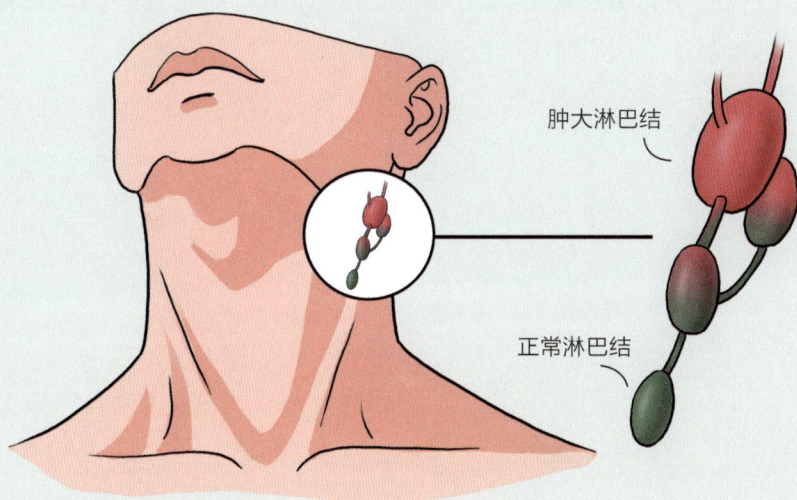

肿大淋巴结

正常淋巴结

那么除了出现可能的淋巴转移的情况，还有什么时候需要 CT 呢？大致有以下几种情况：一是肿瘤巨大，需要明确周围组织的侵袭情况，比如气管的侵犯，颈部大血管的包绕粘连；再者就是肿瘤突入胸骨，也就是所谓的胸骨后甲状腺肿。

3. 不想做增强 CT，可以吗

对于选择做什么样子的 CT 而言，不同"角色"的人想法也是不同的。对于患者而言，增强 CT 既麻烦又不舒服，还有过敏的风险，因而他们希望能做不打药的 CT，也就是平扫 CT 最好；然而从医生角度而言，增强 CT——也就是打造影剂的 CT，对比清晰，观读效果好，所以得到了广大医师的青睐。

只有特殊情形下，医生和患者是高度一致的，就是甲状腺全切术后需要做放射性碘 -131 治疗之前，无论是碘的治疗还是小剂量碘扫描之前，都不建议增强 CT 检查。

4. 做甲状腺 CT 有什么注意事项吗

首先让医生知晓有无相关过敏史，尤其是碘过敏的一般不做增强 CT；严重的肝肾功能障碍患者不建议做甲状腺增强 CT；甲亢患者不做增强 CT。

5. 甲状腺癌术后需要监测，为什么医生总给开超声，CT 不是更好吗

甲状腺癌术后监测主要依赖超声检查，它既简单方便，又经济实惠，而且对发现复发或者颈部转移的敏感性要高于颈部 CT。尤其是那些拟行碘治疗或者碘检查的患者更是需要慎用增强 CT。通常，对于那些高危患者，警惕肺转移时，可每年增加一次肺部 CT 检查。

（魏炜）

九、甲状腺癌有哪些类型

1. **甲状腺癌家族谁的"粉丝"最多呢**

甲状腺癌家族"粉丝"最多的当然是乳头状癌了。这种癌大概占甲状腺癌的 80%~90%，它是家族中名副其实的老大，其自身开枝散叶，又有许多亚型，诸如弥漫硬化亚型、实性亚型、高细胞亚型、柱细胞亚型、包膜内亚型、滤泡亚型等十几个小分支。俗语说得好，"龙生九种，各有不同"，这在乳头状癌家族中得到了充分体现，正如同一个家族中，有的孩子脾气好，有的脾气差，在乳头状癌家族中，比如弥漫硬化亚型、高细胞亚型、柱细胞亚型等就属于"脾气差"的孩子，它们的治疗效果也不如普通的"经典型"好，好在这个家族中像"经典型"甲状腺乳头状癌这样的"好孩子"是占大多数的，所以整体来看它的治疗效果不错。

2. **甲状腺癌家族的"性格"都很温和，就没有暴脾气，这个说法对吗**

甲状腺癌家族的"性格"温和，主要说的是乳头状癌家族的多数成员，即便出现了淋巴结转移，在经过有效治疗后对寿命影响也不是很大。但是甲状腺未分化癌绝对是这个家族中出了名的"暴脾气"，一旦惹了它，后果很严重。无论如何安抚（采用何种治疗方式），多数结果都不太理想。

3. **甲状腺癌只有"四大家族"吗，还有别的亲戚吗**

甲状腺癌内公认的"四大家族"包括甲状腺乳头状癌、滤泡癌、髓样癌以及未分化癌。其中前两者关系比较密切，可被称作分化型甲状腺癌。

"分化型癌家族"通常治疗效果比较好，如术后可以通过服用甲状腺素降低肿瘤复发和转移的概率，碘 -131 治疗的效果比较好。然而毕竟两者隶属不同家族，两者分别有着不同的特性，从"模样"上来说，乳头状癌的显微镜下表象通常会呈现出毛玻璃样改变、核沟以及包涵体；而滤泡癌则表现为肿瘤对血管和包膜的浸润。从临床表现来说，乳头状癌较多出现的是颈部淋巴结转移；而滤泡癌则多为血行播散。

甲状腺髓样癌家族成员具有一定的"家庭观念",尤其是青少年儿童患者,几乎均携带着明显的遗传因素——RET 基因的突变。

而甲状腺未分化癌是甲状腺癌里"脾气"最差的一种类型,好似一个不听话的孩子,任你百般呵护,最终却事与愿违,走上自我毁灭的道路。也可以说,即便一个有经验的医生使尽浑身解数,绝大多数患者的治疗效果也远不如分化型甲状腺癌那么好。

除了这四大家族,还零散存在一些小家族,比如甲状腺淋巴瘤、胸腺样分化的癌,它们出现的概率很低,这里就不多作介绍了。

4. 甲状腺癌家族有"另类"的成员吗

甲状腺癌家族比较"另类"的成员包括"老牌成员"——Hürthle 细胞癌,也就是嗜酸性细胞癌,它和滤泡性细胞癌有一些相似之处,比如肿瘤易发生包膜和血管的浸润。但它也有自身的特点:多见于老年男性、易出现颈部淋巴结转移和对碘治疗的效果不尽如人意。

除了老牌成员,近些年频繁上头条的要数 NIFTP 了,它有一个怪异的长名字,全称叫作"具有乳头样核特征的非浸润性甲状腺滤泡性肿瘤",这个名字的出现,曾被人广为炒作,甚至衍生出多数甲状腺乳头状癌不是癌的说法。这确实有些夸大其词了,它的实际意义在于把少部分具有恶性潜能,也就是说即将达到恶性然而还不够恶性的肿瘤从乳头状癌家族"驱逐"出去。使得少部分具有这样特征的肿瘤免于全切甚至承受放射性碘治疗的痛楚。

(魏炜)

十、甲状腺癌诊断的"金标准"：穿刺细胞学诊断

1. **超声检查已经发现是癌了，为什么还要用穿刺来诊断**

随着近些年常规体检加入了颈部超声的检查，越来越多的患者发现自己也有甲状腺结节。从影像学上来看，超声检查是鉴别甲状腺肿物良恶性的最简单的一种方法，超声不仅没有辐射，而且准确性也相对较高。专业的超声科医生会根据甲状腺肿物内部结构（如囊性还是实性），内部回声水平（极低回声、低回声、等回声或高回声），肿物的形态（横着的还是竖着的），边缘是否粗糙，内部血流情况，是否伴有粗大或细小的钙化（斑片状强回声或点状强回声），以及通过弹性成像判断肿物是否很硬，从而对甲状腺肿物的良恶性做出一个初步的判断。我们在超声检查单子上也经常能看到超声对肿物性质进行分级。

目前超声常用的分级方法叫 TI-RADS 分级，该分级方法将超声发现的肿物的性质进行了评级，从 I~VI 级一共分成 6 个等级，其中IVa、IVb、IVc 及 V 级均提示肿物有一定的恶性风险。但是需要注意的是，超声提示有癌的风险并不代表一定患有甲状腺癌。例如一部分超声检查中发现的低回声、伴有钙化或有血流信号的甲状腺肿物是由肉芽肿性甲状腺炎引起，这种炎症也会引起甲状腺的不均质改变，形成肿物，同时可能伴有钙的沉积，使得肿物的质地也非常硬，这种肉芽肿性甲状腺炎和甲状腺癌通常难以鉴别。然而这类患者完全没有做手术切除甲状腺的必要。因此，对于超声提示IVa、IVb、IVc 以及 V 级的患者，一般应该通过穿刺来做进一步的诊断。

另外，除甲状腺以外，颈部还有很多的淋巴结，一些患者由于咽部或头皮发生感染，经常会发现自己的脖子上长了东西，还有一些患者由于既往得过肺结核引起颈部出现结核病灶，导致颈部淋巴结出现了肿大、钙化及低回声等异常表现。这类患者的超声也容易和甲状腺癌转移到颈部淋巴结的表现有相似之处，因此仅靠超声诊断难以获得全面的信息。

不加选择地对所有超声提示有异常的甲状腺或颈部淋巴结进行手术，势必会导致过度治疗。手术不仅会产生手术瘢痕，少数情况下还会造成患者发生声音嘶

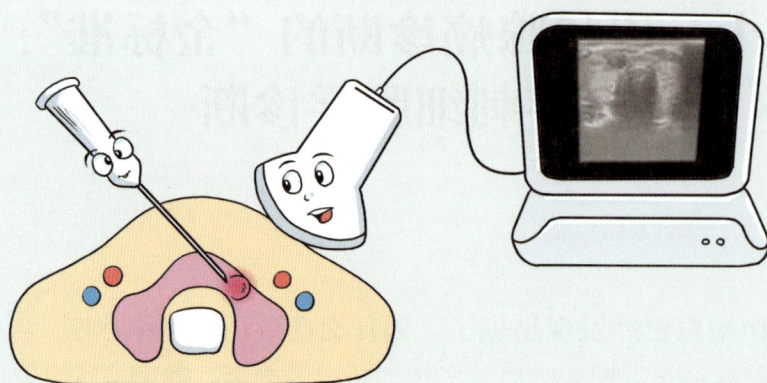

哑和手脚麻木抽筋等症状，这些美容缺陷或并发症会严重影响患者的生活质量，同时也会使患者产生不必要的经济和精神负担。而超声引导下的穿刺则是鉴别肿物良恶性最可靠，也是最有价值的诊断方法，这种技术可以明确可疑甲状腺肿物或可疑淋巴结的性质和细胞学类型，指导后续的观察或治疗方案。因此，在许多超声报告上都能看到对超声影像学怀疑不好的甲状腺肿物建议行细针穿刺（FNA）来明确肿物的性质。

2. 细针还是粗针穿刺，如何区分

超声引导下的穿刺活检创伤较小，操作也较为方便。穿刺活检所使用的穿刺针分为两种，包括外径≥1mm 的粗针和外径 <1mm 的细针。

粗针一般使用的是 18G 的针头，穿刺的设备通常带有扳机装置，在穿刺前通常需要局部麻醉，然后在超声引导下将粗针从皮肤扎入到甲状腺组织中，通过扣动扳机切割出一小部分病灶组织，这部分病灶组织包括细胞和细胞间质成分（如血管、纤维组织和淋巴细胞等），穿刺出来的组织通过显微镜不仅能够看到肿瘤细胞的形态，还能看到肿瘤组织的构成，对肿瘤诊断的帮助很大；但是由于甲状腺的血供较为丰富，周边也有较大的动静脉，因此考虑到粗针穿刺可能会诱发出血，以及粗针容易使肿瘤沿着针道扩散，所以现在临床上已基本不采用粗针对甲状腺进行穿刺，除非一些特殊少见的甲状腺癌，例如甲状腺低分化、未分化癌或甲状腺鳞癌等才有可能需要通过粗针穿刺明确肿物的性质。

细针一般采用 23G 或 25G 的针头，这种针头通常比采血针还细，患者在穿刺前可以不需要局部麻醉，在皮肤消毒后通过超声引导可以将细针直接通过皮肤扎入到肿物组织中，针管通常可以连接注射器，通过反复抽吸，可以获得少量的肿瘤中的细胞成分。穿刺后患者通常伤口覆盖辅料（如输液贴等）后即可正常工作生活。病理科医生在显微镜下通过判断穿刺出的细胞是否具有肿瘤细胞的特征性形态即可对肿物的性质进行判断，对于细胞获取量比较少或细胞形态不是十分特异的穿刺结果，还可以对获取的细胞进行甲状腺癌特异突变基因的检测，通过这一过程已能够完成大多数甲状腺肿物良恶性的判断。目前最常用于鉴别甲状腺癌的基因突变是 *BRAF*（V600E）基因突变，如果一旦发现该基因突变则基本可以判断为甲状腺乳头状癌。另外，细针穿刺造成出血的风险更小，也不容易伤及周围的大血管，安全性得到一定的保障。因此这种微创诊断技术已被美国甲状腺协会、美国临床内分泌医师学会、欧洲甲状腺学会、美国国家综合癌症网络和中华医学会等国内外机构所制定的指南推荐，可以为甲状腺疾病的个体化精准治疗提供依据，是甲状腺诊治决策的关键，并具有丰富的循证医学证据，目前已成为甲状腺癌术前诊断的"金标准"。

3. 细针穿刺是否会导致肿瘤扩散

只要是穿刺都是有创伤的，理论上讲都有可能造成肿瘤细胞沿着穿刺针道发生脱落和播散。但对于甲状腺乳头状癌或滤泡癌，穿刺导致针道形成新生癌灶或者其他部位发生明确的转移灶的概率却是微乎其微的。美国纽约纪念斯隆凯特林医院、瑞典斯德哥尔摩卡罗林斯卡学院医院学者，以及我国学者通过数千例的细针穿刺患者进行统计，很少发现肿瘤细胞经穿刺出现针道扩散的病例报告，而且经过十多年的随访也很少发现因为细针穿刺引起的扩散和转移。日本甲状腺专科医院库玛医院还对 1 000 多例未做手术的细针穿刺明确是甲状腺微小乳头状癌的患者进行了长期的随访，仅有不到 7% 的患者在穿刺以后的 10 年当中出现了肿瘤进展，而且这些进展均非针道播散种植引起，有进展的患者手术治疗后均无肿瘤的复发或死亡。该医院随后还对 11 745 例进行过细针穿刺的甲状腺癌患者进行随访，2020 年最新的报告提示针道种植的仅有 30 例，发生率是 0.25%，发生的时间从半年到 9.5 年不等，而发生种植的最主要的原因是肿瘤本身属于分化比较差、恶性程度比较高的甲状腺癌，随后的挽救手术也能彻底地解决针道种植的问题。这些结果都提示对于临床上常见的甲状腺癌，穿刺导致肿瘤顺针道播散的概率几乎可以忽略不计，安全性还是很高的。这可能和大多数的甲状腺癌分化程度较高，恶性程度较低，性状较为温和，多为"懒癌"，不容易发生种植转移相关；而且即便有极少量脱落的肿瘤细胞，这些肿瘤细胞离开原来的环境也不容易生长，散在的肿瘤细胞也会被我们的免疫系统清除掉；另外，细针穿刺使用的针头很细，对肿瘤的创伤很小；穿刺部位一般能够避开较大的血管，造成癌细胞入血的机会也很小。因此，甲状腺结节的细针穿刺技术才会在全球范围内被广泛接受。

4. **哪些情况应该做细针穿刺活检，哪些情况不能做细针穿刺**

对于 6~7mm 或以上的结节，如果超声提示不能除外恶性，例如超声提示Ⅳa、Ⅳb、Ⅳc 或 Ⅴ级的结节，或者超声提示低回声、边界不清、形态不规则、伴有钙化或竖着生长的结节，均应该考虑对结节进行细针穿刺。对于 6mm 以下的甲状腺结节，一方面由于肿物过于细小，超声穿刺通常难以获得足量的肿瘤组织；另一方面这么小的结节在没有淋巴结异常的情况下，即便是恶性的，通常对患者的寿命也没有太大的影响，因此患者可以选择定期复查甲状腺超声，也可以和医生协商讨论进一步的诊断或治疗方案。如果颈部淋巴结提示可能出现了异常，例如淋巴结呈低回声、伴有钙化等，且淋巴结的短径超过 1cm，也应对淋巴结进行细针穿刺以明确是否有淋巴结转移的风险。另外，对于童年有颈部放射性射线照射病史（例如儿童颈部淋巴瘤）、有甲状腺癌家族史的患者，以及有血中降钙素水平升高的患者，均建议对发现的甲状腺肿物进行穿刺以尽快明确诊断。

通常情况下，在对患者进行细针穿刺的时候需要提前做一些相关的检查，例如血常规、凝血检查及感染筛查。这些检查有可能会发现极少数的患者具有凝血机制异常的情况，具有严重出血倾向的患者，细针穿刺应谨慎考虑。另外，多数患者因患有冠心病需要长期服用抗凝药物（如华法林等），这些患者也可能比一般患者具有更高的穿刺出血风险，也需要多加考虑。不过，目前的研究已经发现，细针穿刺前不论是否停用抗凝药，穿刺过程中一般都不会出现较大的出血，因此现在做细针穿刺一般并不需要患者提前停用抗凝药物。另外甲状腺穿刺过程属于无菌操作，如果颈部有伤口感染则应避免在感染部位进行穿刺，以免将细菌带入甲状腺中。而在穿刺操作过程中，患者也要尽量避免做频繁的咳嗽或吞咽动作，否则可能会影响结果的准确性。目前甲状腺细针穿刺的安全性很高，即使细针不小心扎到大的动静脉，通常情况下通过局部按压也能够达到止血的目的，因此目前细针穿刺并没有绝对的禁忌证。

5. 细针穿刺的过程中需要注意些什么

穿刺前请尽量不要佩戴项链等物品，尽量不穿高领的衣服，以便于穿刺部位的完全暴露。穿刺前不需要空腹。穿刺的时候应根据医生的要求仰头，保持仰卧位或头偏向一侧。穿刺过程中可保持正常的呼吸，但应该尽量避免说话和吞咽动作。如果患者以前出现过晕针现象，请提前告知医生，待跟医生充分沟通并缓解紧张情绪后，再考虑进行穿刺。

一般情况下，穿刺完给予胶贴贴住伤口即可，一般不需要对穿刺部位进行长时间按压，患者也不会有明显的不适感。如果医生在穿刺的过程中通过超声发现甲状腺穿刺部位有出血，则需要局部按压 10~20 分钟，以减少穿刺部位形成血肿的机会；按压后经超声再次判断没有活动性出血后，患者就可以离开医院。患者穿刺完可以正常地工作和生活，一般 24 小时后即可以洗澡。极少数的情况下，如果患者穿刺后感到颈部肿胀压迫感，则需要回到医院进行超声复诊，评估有没有活动性出血的可能。

6. 如何解读细针穿刺的结果

目前甲状腺细针穿刺的结果分级采用的是 Bethesda 报告系统，一共分为 6 级（表 4）。

Ⅰ级是"标本无法诊断/不满意"，也就是穿刺所获得的细胞量不足以供病理学医生进行诊断，这通常是穿刺过程中只获得了血细胞，没有获得肿瘤细胞。一

表 4 甲状腺细胞学 Bethesda 报告分级恶性风险和推荐的临床处理

分级	诊断	恶性风险	建议
Ⅰ	标本无法诊断/不满意	—	重复穿刺
Ⅱ	良性	0~3%	临床随诊
Ⅲ	意义不明确的非典型病变或意义不明确的滤泡性病变	5%~15%	重复穿刺/多基因检测
Ⅳ	滤泡性肿瘤或可疑滤泡性肿瘤	15%~30%	诊断性手术/多基因检测
Ⅴ	可疑恶性	60%~75%	手术
Ⅵ	恶性	97%~99%	手术

般这种情况需要再进行一次细针穿刺。

Ⅱ级的诊断为"良性"，意味着患者的甲状腺肿物不是恶性肿瘤。穿刺出来的成分可能包括囊性成分、胶质性成分、增生性成分或炎性成分。良性病变可以1年复查超声1次，连续3~5年即可。

Ⅲ级是"意义不明确的细胞不典型病变或滤泡性病变"，这个结果代表通过穿刺仍然无法判断肿物到底是良性还是恶性，这种情况可以考虑再次行细针穿刺明确诊断，也可以尝试进一步对标本进行基因检测来补充诊断。若肿物无明显进展，则可以继续超声观察；若肿物近期呈现进展，也可以和外科医生协商考虑是否行甲状腺腺叶的切除。

Ⅳ级指的是甲状腺肿物考虑"滤泡性肿瘤或可疑的滤泡性肿瘤"，滤泡性肿瘤一般无法通过穿刺来判断肿瘤的良恶性。这是由于恶性滤泡性肿瘤的诊断主要是依据肿瘤细胞有没有侵犯到肿瘤包膜以及肿瘤是否侵犯血管，而这种情况必须要将肿瘤完整地切除并在显微镜下进行观察才能够进行判断，仅靠粗针或细针穿刺获得的少量组织或细胞对诊断的帮助不大。因此细针穿刺提示滤泡性肿瘤的患者，若有肿物不断增大的病史，或有相应的压迫症状，均应该考虑手术治疗以防止恶性的可能风险。

Ⅴ级指的是"可疑恶性肿瘤"，这种情况提示穿刺的肿物约有60%~75%的可能性为恶性，因此应该考虑手术切除甲状腺肿物及甲状腺。

Ⅵ级指的是病理科医生对肿物穿刺的结果判断为"恶性"，这种情况下97%~99%的患者术后的病理判断均为恶性，而且绝大部分为甲状腺乳头状癌。因此对于Ⅵ级的肿瘤均应该考虑手术切除。

应当注意的是，该分级系统只适用于判断肿瘤的良恶性，与肿瘤的恶性程度和预后没有明显的相关性。报告结果等级越高，只代表肿物是恶性的可能性越大，并不代表肿瘤的恶性程度越高，或者患者预后越差，因此对报告提示为Ⅴ级或Ⅵ级的结果不必过分担心。

除了对甲状腺肿物穿刺以外，如果怀疑甲状腺癌转移到颈部的淋巴结，外科医生也通常建议行颈部淋巴结的穿刺。穿刺获得的标本通常包括两个部分，一部分标本送到病理科，由病理科医生通过显微镜寻找淋巴结内是否有肿瘤细胞。另一部分标本送到检验科进行化验，化验的内容主要是检查淋巴结内是否含有甲状腺球蛋白（Tg）。甲状腺球蛋白通常由正常的甲状腺细胞或甲状腺癌细胞分泌，正常情况下淋巴结内不应该有甲状腺球蛋白的表达。如果检测结果发现淋巴结内有

1. 穿刺针扎到结节里

2. 取少量肿瘤细胞

3. 显微镜下观察

4. 病理医生判断肿瘤性质

5. 出穿刺报告

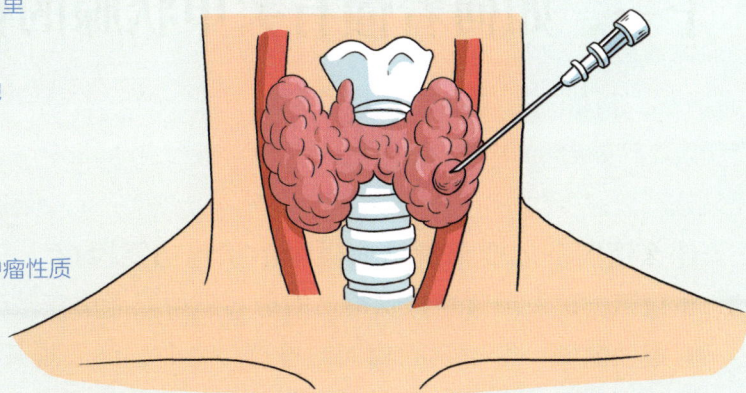

高浓度的甲状腺球蛋白，通常提示甲状腺癌已转移到淋巴结组织内。淋巴结中 Tg 的检测通常要比病理学检测更快也更加敏感，有时候一些少量转移到淋巴结中的癌细胞通过淋巴结细针穿刺无法在显微镜下找到，但若同时伴有 Tg 水平明显升高就能判断出现甲状腺癌隐匿性地转移到淋巴结中，这有助于外科医生术前确定是否要做颈部淋巴结的清扫。

（王天笑）

十一、如何看懂有关甲状腺的化验单

1. 什么情况下需要常规抽血做个甲状腺功能检查

体检第一次发现有甲状腺结节的患者，可以考虑在做甲状腺超声检查时，同期抽血做一个甲状腺功能的检查，有时候会发现某些患者的甲状腺功能处于异常状态，但甲状腺功能的检验对甲状腺肿物性质的判断一般没有太大的帮助；过去出现过甲状腺疾病相关症状，如怕热或怕冷，皮肤多汗或干燥粗糙，心悸或胸闷，容易饥饿或食欲减退，明显的消瘦或体重增加，情绪急躁或没有精神，突眼等的患者，也需要根据医生的要求定期复查甲状腺功能以确定甲亢或甲减的严重程度，定期调整使用药物的剂量，尽快让甲状腺功能恢复正常。备孕或妊娠期的女性也应该常规抽血做甲状腺功能的检测，这是由于宝宝对妈妈体内甲状腺激素水平比较敏感，妈妈的甲状腺功能如果不足，则会影响宝宝大脑和身体的发育，可能会对宝宝的智力产生一定的影响；而妈妈如果有明显的甲亢症状，则容易出现早产或流产；妈妈体内的一些抵抗自身甲状腺的抗体有时候也会通过胎盘进入胎儿体内，引起宝宝的甲状腺功能异常进而影响宝宝的发育。另外，甲状腺癌患者通常需要术后一个月到半年常规做甲状腺功能的检查，以调整优甲乐的剂量及监测肿瘤是否复发。

2. 甲状腺功能检查都有哪些指标，各代表什么意思

甲状腺功能检测的化验单通常主要包括四个部分，分别是血清甲状腺激素（包括 TT_3、TT_4、FT_3、FT_4）、血清促甲状腺激素（TSH）、甲状腺球蛋白（Tg）以及甲状腺自身抗体（包括甲状腺过氧化物酶抗体 TPOAb、甲状腺球蛋白抗体 TgAb 以及促甲状腺激素受体抗体 TRAb），见表5。

首先我们来看下三碘甲状腺原氨酸（T_3）和甲状腺素（T_4）。T_4 是甲状腺主要的分泌产物，T_4 全部由甲状腺分泌，而 T_3 大概仅有20%由甲状腺产生，其余约80%在外周组织中由 T_4 经脱碘代谢转化而来。正常情况下，由甲状腺分泌到外周血的 T_4 绝大多数与特异的血浆蛋白相结合，并不发挥功能，只起到储备库的作用，仅有0.02%的 T_4 为游离状态（FT_4）；外周血中的 T_3 的绝大多数也和血浆蛋白结合，

表5　甲状腺功能全项指标

甲状腺指标	全称	出产地
TSH	促甲状腺激素	垂体（脑的一部分）
T_3	三碘甲状腺原氨酸	甲状腺
FT_3	游离 T_3	甲状腺
T_4	甲状腺素	甲状腺
FT_4	游离 T_4	甲状腺
Tg	甲状腺球蛋白	甲状腺
TPOAb	甲状腺过氧化物酶抗体	人体免疫系统
TgAb	甲状腺球蛋白抗体	人体免疫系统
TRAb	促甲状腺激素受体抗体	人体免疫系统

不发挥功能，只有约 0.3% 为游离状态（FT_3）。外周血中游离的甲状腺激素（FT_3 和 FT_4）是发挥甲状腺激素活性的主要激素，甲状腺功能亢进时这两个指标升高，反之，当甲状腺功能减退时这两个指标则降低，这里面又以 FT_3 的活性最为明显。甲亢通常发生在患有急性或亚急性甲状腺炎以及过量应用甲状腺激素的情况下，而甲状腺功能减退通常在慢性甲状腺炎、手术切除甲状腺、碘摄取不足、垂体或下丘脑病变、慢性的心肺功能衰竭以及慢性消耗性疾病过程中出现。与血浆蛋白结合的 T_3 或 T_4 和 FT_3 或 FT_4 加到一起，就成为总 T_3（TT_3）或总 T_4（TT_4）。这两项指标的异常提示甲状腺功能可能有异常，但它们容易受到各种因素的影响，因此 TT_3 和 TT_4 的高低与临床的关系并不大。

　　血清中的促甲状腺激素（TSH）并非由甲状腺分泌，而是由大脑下部的垂体分泌并释放入血，它可以促进甲状腺细胞分泌甲状腺激素，但反过来，血中甲状腺激素的表达又可以抑制垂体 TSH 的释放，因此 TSH 往往和 FT_3、FT_4 相互制衡，FT_3、FT_4 表达升高则 TSH 降低，反之亦然。这种调节机制可以使机体的甲状腺激素浓度维持在正常水平。TSH 升高主要出现在甲状腺功能减退、垂体 TSH 肿瘤等情况；而 TSH 降低主要发生于甲状腺功能亢进以及甲状腺癌术后激素抑制治疗的患者中，其中，在分化型甲状腺癌术后患者中，抑制 TSH 的分泌有助于抑制肿瘤的复发。

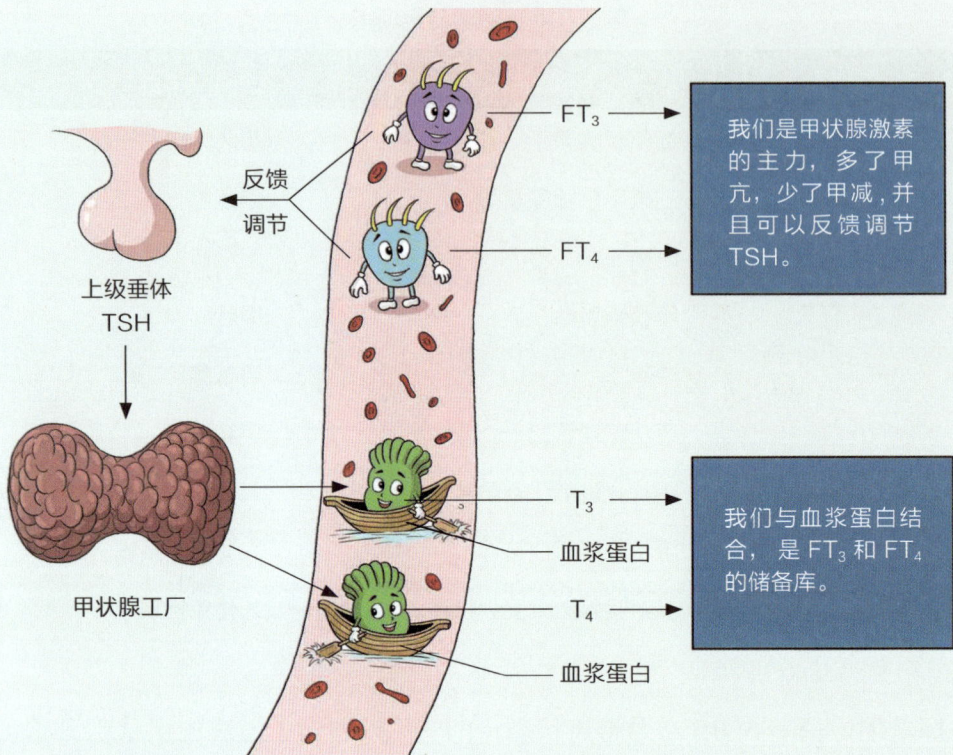

我们是甲状腺激素的主力，多了甲亢，少了甲减，并且可以反馈调节TSH。

我们与血浆蛋白结合，是FT_3和FT_4的储备库。

甲状腺球蛋白（Tg）是反映甲状腺合成功能和甲状腺完整性的指标。Tg是由甲状腺滤泡上皮细胞分泌，正常情况下血中都会有Tg的存在，但在甲状腺炎导致的甲状腺组织损伤或TSH升高刺激甲状腺细胞后，外周血中Tg的水平就会异常地升高。Tg可用于甲亢的疗效观察和随访：毒性弥漫性甲状腺肿（Graves病）会使患者血清Tg升高，甲亢缓解后Tg下降至正常水平，症状加重或复发时Tg又升高；Tg也可用于亚急性甲状腺炎的诊断和疗效观察：亚急性甲状腺炎会使患者血清Tg升高，治疗后血清Tg会下降，如果Tg仍明显升高则应继续治疗，否则容易复发。由于正常甲状腺组织和一般的甲状腺乳头状癌组织都可以分泌Tg，因此患有甲状腺癌而做了甲状腺全部切除的患者，血清中的Tg含量应该很低甚至测不到，如果其水平仍然处于高位，提示甲状腺没有切除干净或者甲状腺癌出现复发；另外颈部其他部位如淋巴结中不应该有Tg的表达，如果穿刺发现淋巴结的穿刺液中Tg高表达，通常提示甲状腺癌已发生了淋巴结转移或存在异位甲状腺。

甲状腺的自身抗体甲状腺过氧化物酶抗体（TPOAb）和甲状腺球蛋白抗体（TgAb）通常提示患者存在自身免疫性甲状腺疾病（如桥本甲状腺炎等）。桥本甲状腺炎是一种较为常见的自身免疫性疾病，并非由感染引起，因此消炎药是无效

我是甲状腺过氧化物酶抗体（TPOAb），作为甲状腺自身抗体的老大，我还有两个兄弟——甲状腺球蛋白抗体（TgAb）和促甲状腺激素受体抗体（TRAb）。

TPOAb　　　　　TgAb　　　　　TRAb

比如，我（TPOAb）和二弟（TgAb）就经常联手攻击甲状腺细胞，破坏它们分泌甲状腺激素的能力，使身体发生甲减（甲状腺功能减退）。

TPOAb　　　　　　　　　　　　TgAb

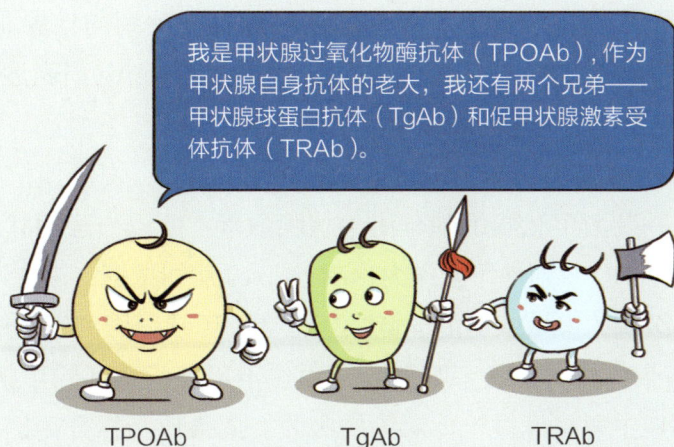

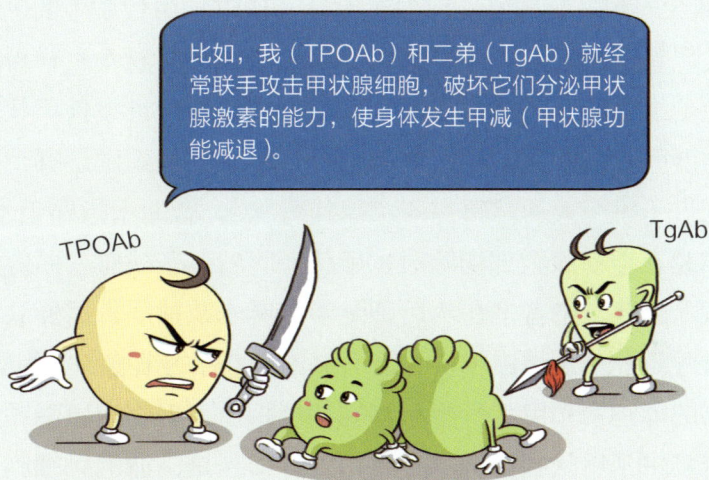

的。这两种抗体的产生通常是由于甲状腺细胞受损，胞浆内的过氧化物酶（合成甲状腺激素的关键酶）和甲状腺球蛋白溢入血液刺激机体而产生的，是自身免疫性甲状腺炎的标志性抗体，其水平升高表明甲状腺组织处于免疫性炎症活跃状态。TPOAb 与 TgAb 的临床意义相同，但 TPOAb 无论是敏感性还是特异性都要优于 TgAb，是诊断甲状腺自身免疫性疾病的首选指标，临床通常采取两种抗体联合检测。这两种指标的显著升高，主要见于慢性淋巴细胞性甲状腺炎（桥本甲状腺炎）患者，中等程度升高常见于毒性弥漫性甲状腺肿（即 Graves 病）。需要注意的是，TgAb 的高表达会影响我们对外周血 Tg 水平的检测，这是由于 TgAb 是一种抵抗 Tg 的抗体，它可以和 Tg 结合到一起将 Tg 包裹起来，导致我们在临床上使用的用于检测 Tg 的试剂无法再和 Tg 结合，从而发生用仪器检测到的外周血 Tg 的水平要远远低于实际的外周血 Tg 的水平的情况，因此外周血 TgAb 高表达的患者其外周血 Tg 的数值失去了临床参考的意义。

促甲状腺激素受体抗体（TRAb）是 Graves 病的病因，由于该抗体可以持续与甲状腺细胞结合并刺激甲状腺细胞分泌甲状腺激素，所以一般甲状腺的功能呈现亢进的表现，因此 TRAb 阳性可以作为诊断 Graves 病的依据，需要进行治疗。

另外，在有些医院的甲状腺功能检查中还包括了甲状旁腺激素（PTH），以及降钙素（CT）这两个指标。甲状旁腺激素是由位于甲状腺背面的甲状旁腺分泌，甲状旁腺激素的功能主要是促进机体对钙的吸收。如果该指标升高提示甲状旁腺功能亢进，患者可能患有甲状旁腺腺瘤、慢性肾病或维生素 D 缺乏。长期的病理性的 PTH 升高会导致血钙升高，而血钙的升高通常是由骨质中的钙被吸收入血导致，所以该类患者常表现为较为严重的骨质疏松，很容易发生骨折，这类患者通常需要同时检测维生素 D 的表达水平。甲状旁腺腺瘤或继发性甲状旁腺功能亢进的患者，还需要同时去核医学科做核素扫描，用来明确到底是哪个甲状旁腺出现了功能上的亢进（每个人通常具有 4 个甲状旁腺），有助于指导手术方案的选择。PTH 降低通常是在甲状腺全部切除时，甲状旁腺发生了缺血或损伤，PTH 降低会导致血钙降低，因此，患者常在术后感觉手脚麻木或抽筋，需要立即补充钙剂和维生素 D。降钙素（CT）是由甲状腺组织中一类特殊的细胞（滤泡旁细胞）产生，这类细胞分泌的降钙素和甲状旁腺激素的功能相反。但临床上降钙素主要用来诊断和监测是否发生了甲状腺髓样癌。甲状腺髓样癌是由滤泡旁细胞恶变引起，这类患者的降钙素通常高于正常数十倍到千倍。如手术将所有病灶切除干净，则该指标可恢复到正常范围。

3. 根据甲状腺功能化验结果，如何判断优甲乐的量是否合适

首先要知道的是，优甲乐的主要成分是 FT_4，甲状腺素片的主要成分是 FT_3 和 FT_4，而我们临床上常常吃的就是优甲乐。在桥本甲状腺炎患者或甲状腺良性病变术后的患者中，有时候会出现 FT_3 或 FT_4 的降低，这时候就需要补充优甲乐将甲状腺功能维持到正常水平，否则患者可能会出现嗜睡、容易疲劳和眼睑水肿等现象，而促甲状腺激素（TSH）是调节药量的依据。TSH 升高或 FT_3、FT_4 降低，则需要补充优甲乐。FT_3、FT_4 正常，但 TSH 升高，也提示甲状腺功能有些不足，需要增加优甲乐的补充量。反之，TSH 降低，FT_3、FT_4 升高，则

说明优甲乐的剂量有点大了，需要减量。总的来说，对于甲状腺功能不足的患者，其化验单中 T_3、T_4 及 TSH 没有过高过低的箭头就好了。

如果是甲状腺乳头状癌或甲状腺滤泡癌的术后患者，吃优甲乐就比较讲究。有些甲状腺癌的患者认为，只切了一半甲状腺，还留着另外一半的甲状腺，是不是就不需要吃药了，甚至有些经历了甲状腺全切的患者也要求尽量减少服用优甲乐的剂量，但这些观点都是不对的。不管是只切了一半甲状腺，还是甲状腺全部切除，都需要术后服用较大剂量的优甲乐：一方面可以维持机体对甲状腺激素的正常需求，另一方面也可以抑制 TSH 的水平（大量的研究都发现，抑制 TSH 以后可以显著抑制甲状腺乳头状癌或滤泡癌的复发）。因此，对于这类患者，如果看到化验单上出现上上下下的箭头，不必紧张，因为常用的参考值范围并不适用于这部分患者。这类分化型甲状腺癌患者的 TSH 水平通常要低于参考值范围的下限，因此血清 TSH 常有向下的箭头。若 TSH 水平过高，同样提示优甲乐的服用剂量不够，应该增加优甲乐的服用量。应该注意的是，有时候 TSH 水平降低的代价就是 FT_4 有时候会升高并出现向上的箭头，在这种情况下，只要患者没有出现明显的心慌、烦躁、睡眠减少等甲亢症状，优甲乐的剂量通常也是不需要调整的。但患者如果出现了明显的甲亢症状或者皮肤过敏反应，则应该首先减少优甲乐的剂量，待机体慢慢耐受优甲乐以后，再缓慢增加优甲乐的服用量。有时有些患者服用了大剂量的优甲乐后，FT_4 水平明显提高，但 TSH 的水平仍无法调整至目标水平，这时可合用甲状腺素片，目的是同时提高血清 FT_3 和 FT_4 的水平来抑制 TSH。

甲状腺全切时，有时候会损伤甲状腺后方的甲状旁腺，导致其功能暂时或持续性的损伤，表现为甲状旁腺激素（PTH）表达水平降低，患者也会出现缺钙的表现，这时需要补充钙剂和维生素 D，直到甲状旁腺功能恢复正常或没有手脚麻木、抽筋的表现。

4. 根据甲状腺功能化验结果，如何判断手术的治疗效果

甲状腺功能中的甲状腺球蛋白（Tg）及甲状腺球蛋白抗体（TgAb）这两项指标，对甲状腺癌患者术后监测有一定的临床意义。

Tg 和 TgAb 这两个指标通常需一起来看：①对于甲状腺全切的患者，在 TgAb 没有增高的情况下，Tg 的表达水平通常提示着肿瘤是否出现复发。甲状腺全部切除以后，Tg 通常会非常低甚至测不到，化验单上也会出现向下的箭头，这一方面提示的是甲状腺已经被完整切除，另一方面也提示没有肿瘤的残留；若在

随后复查的时候患者的 Tg 指标出现明显的升高，则不排除具有一定的肿瘤复发的风险。甲状腺部分切除的患者，由于 Tg 这个指标受到未切除甲状腺的干扰，因此 Tg 的值并没有太大的临床意义，但是如果在多次复查甲状腺功能的时候出现 Tg 反复较前明显升高，则不能除外肿瘤复发的可能。②前面也提到了，若 TgAb 表达水平升高，则 Tg 的水平失去了刚才所写的临床意义。这个时候就需要在随后的复查中观察 TgAb 水平的波动情况，若 TgAb 在复查的过程中越来越高，则不除外出现甲状腺炎或者出现肿瘤的复发的可能，这时候需要配合超声等影像学检查来进行进一步的分析。

除了甲状腺乳头状癌和滤泡癌以外，还有一些非常少见的恶性程度很高的甲状腺癌，例如甲状腺髓样癌或甲状腺未分化癌。甲状腺髓样癌会出现血清中降钙素（CT）和癌胚抗原（CEA）的明显升高，因此这些指标的升高有助于术前明确甲状腺肿物的性质。接受手术后，甲状腺髓样癌患者的这两个指标通常会在几个月内缓慢下降至正常水平；若仍有持续的升高或出现下降后又升高，则通常提示肿瘤的复发，需要配合颈部超声、颈胸部 CT 或全身的 PET-CT 等扫描来寻找可能复发的肿瘤位置。甲状腺髓样癌在甲状腺切除以后，通过口服优甲乐使 T_3、T_4 和 TSH 维持到正常水平即可，因为这类肿瘤采用抑制 TSH 的治疗方法是无效的。甲状腺未分化癌在临床上极为罕见，通常发现的时候都是晚期，大部分患者连手术的机会都没有，同时未分化癌大多也不会分泌 Tg，因此甲状腺功能检查对这类肿瘤复发的判断意义不大。

有些甲状腺乳头状癌或滤泡癌术后的患者，医生会建议在手术完成以后继续进行碘 -131 治疗。由于目前国内还没有人工合成的促甲状腺激素，因此通常需要停止服用优甲乐一个月以促进 TSH 的表达，因此在停药一段时间后查甲状腺功能，化验单上会出现很多的上上下下的箭头，主要表现为 TSH 明显升高，TT_3、TT_4、FT_3、FT_4 明显降低的现象，这属于正常情况。因为核医学科医生正是希望通过 TSH 的升高来提高可能残留的甲状腺癌对碘 -131 的摄取能力，肿瘤细胞摄取的碘 -131 越多，则碘 -131 释放的放射性物质杀伤肿瘤的效果越好。在碘 -131 治疗完成以后，则会恢复原来服用优甲乐的剂量，逐渐甲状腺功能的化验单上又会出现 TSH 降低的现象，医生还可以根据化验单中 Tg 的降低水平来判断碘 -131 治疗的效果。

（王天笑）

十二、甲状腺癌手术的麻醉

1. **甲状腺癌手术需要局部麻醉还是全身麻醉**

过去的甲状腺手术很多都是在局部麻醉下完成，即神经阻滞和局部浸润麻醉。神经阻滞麻醉是在脖子深部注射麻醉药物将产生疼痛感觉的颈丛神经进行麻醉，同时配合手术切开部位的皮下及气管周围的麻醉，以达到镇痛的目的。局部麻醉的特点是手术区域虽然没有明显的疼痛，但患者还会有其他的感觉，比如能够感到器械在自己脖子里边操作，会有牵拉感和呼吸吞咽不适感，甚至轻微的疼痛。因此，很多患者会产生恐惧的心理，少数患者会出现晕针、虚脱、血压升高等情况。另外，在甲状腺手术过程中患者始终需要颈部过度后仰，这不是大家很熟悉的体位，因此也会引起头晕和颈部不适感，此时患者会下意识地来回扭动以避免牵拉并缓解疲劳，但这可能就会严重影响手术的操作过程和手术者的心态。过去采用局部麻醉的另一个原因是术中医生会跟患者谈话，通过患者的发声来判断是否找到或者损伤了喉上神经或喉返神经（这两个神经都是负责声带活动的）。大家都知道我们发声离不开声带的活动，而声带的活动正是由位于甲状腺后方的神经来支配的，一旦一侧的神经被损伤，该侧的声带就不会动了，说话的时候就会出现声带闭合不紧，声音就会嘶哑。而在手术过程中有可能会过度牵拉甲状腺或者肿瘤已经侵犯或包裹的神经，那么在分离神经的过程中就有可能损伤神经，导致声音突然嘶哑，因此医生需要在切除甲状腺的同时，通过与患者进行交流来尽量寻找和避开这两个神经。

近些年，随着科技和技术的不断成熟和发展，麻醉技术已经达到了相当高的水平。甲状腺癌手术采用的局部麻醉已经完全由全身麻醉替代。患者进入手术室以后，麻醉医生通过静脉或呼吸给予患者麻药，等患者睡着以后，由麻醉医生从患者的口腔内插入气管导管，再连接上麻醉机，全程由麻醉机自动控制患者的呼吸，同时在整个麻醉过程中会持续地泵入止疼药和镇静药，因此整个手术过程患者都是在无意识、无疼痛的过程中完成手术。一般手术完成停止输入麻醉药后，患者就会恢复意识和自主的呼吸功能，大概十多分钟就会慢慢清醒，整个手术过程中患者是处于"遗忘"的状态，因此不会有很大的痛苦。另外，目前的甲状腺手术已经开始采用术中神经监护的方法来寻找和保护喉返神经或喉上神经，这种神经监护的方法是在麻醉插入的气管导管上置入导联并连接到机器上，该装置能够将声带的运动信号转变成电信号，通过一根探针发出微小的刺激电流来刺激神经，如果神经没有损伤，就能够诱导声带产生活动，那么就会产生相应的电信号而发出"滴滴"的提示音。这种方法一方面可以帮助手术者迅速找到神经，识别神经的位置，在手术切除甲状腺的过程中有意识地避开神经，另一方面还可以根据甲状腺切除前和切除后神经信号的强弱程度的改变来判断神经是否受到了损伤。这种方法要比患者术中说话的方法更为灵敏和准确，不再需要患者清醒状态下进行发声。因此，局部麻醉的方法目前已经基本上被全麻所取代。

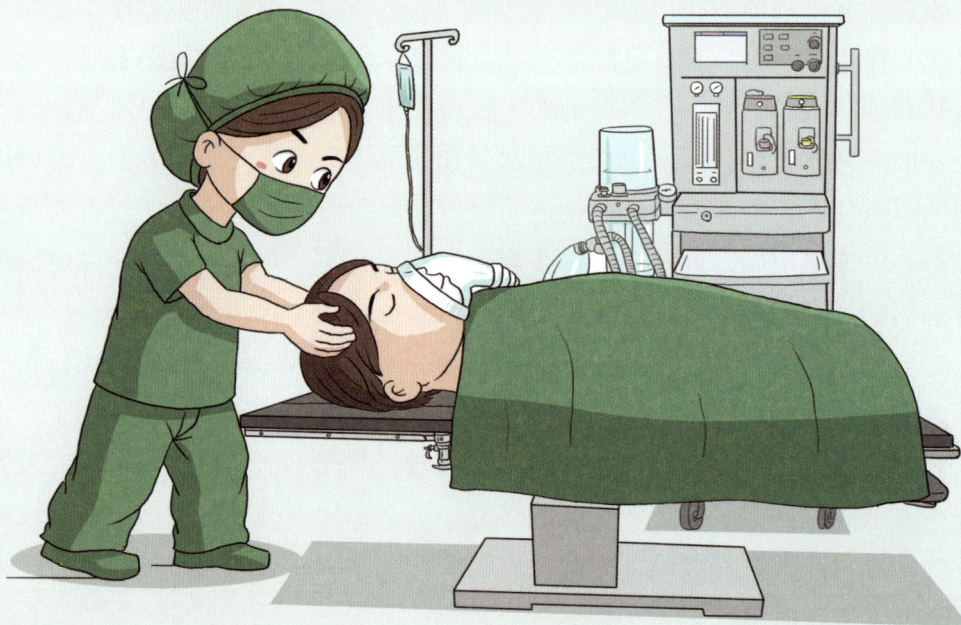

2. 全身麻醉可能会出现什么麻醉意外风险

绝大多数情况下，全身麻醉还是非常安全的，麻醉医师的经验也非常丰富，会根据患者的身体状况使用相应的麻醉药品来调整麻醉的深度。另外，现在的麻醉设备非常先进，患者在麻醉过程中但凡生命体征稍微有点问题，机器都会自动报警，以便早期发现潜在的意外情况并做到及时的处理。

最常见的麻醉不良反应是过敏反应，用完麻醉药后，有些患者身上会出现红疹等过敏反应，给予对症处理即可迅速缓解。由麻醉药物导致的心跳骤停或恶性高热极其罕见，发生率也非常低，在麻醉操作流程中也有相应的抢救措施。由于甲状腺手术通常不是急诊手术，在手术前患者已经进行了充分的禁食水等胃肠道准备，因此患者很少会在麻醉过程中出现呕吐、食物反流、呕吐物误吸入气管导致窒息死亡等情况。而在气管插管的时候，很少见的情况下会出现牙齿脱落、鼻出血、唇出血、喉头痉挛、喉头水肿、声门损伤、环杓关节半脱位和支气管痉挛等风险。麻醉师术前都会检查患者的口腔、鼻腔以及喉部情况并提前和患者进行沟通，在手术过程中的操作也非常轻柔，这些麻醉意外的发生率都很低，因此不必过分担心麻醉的风险。

3. 甲状腺癌手术，同时伴有高血压、糖尿病或其他的基础病，麻醉前后该怎么办

要明确的是，一般情况下甲状腺癌手术并不需要急诊手术，因为大部分的甲状腺肿瘤恶性程度并不高，急诊手术只适用于恶性程度较高的甲状腺癌压迫气管引起窒息或者有甲状腺内出血需要立刻处理的情况。因此如果患者同时合并有其他的基础疾病，就首先要根据轻重缓急的程度进行处理。根据高血压和糖尿病的严重程度，麻醉前后医生会采取不同的处理方法。对于精神紧张引起轻度的血压升高和轻度的血糖升高一般不需要积极处理，麻醉师都会根据患者的个人体质在术前或术中对血压和血糖进行相应的干预。对于长期高血压及血糖较高且控制不理想的患者，此类患者相对容易出现术后出血、感染或伤口愈合缓慢等并发症，因此通常会建议患者首先在心血管内科或内分泌科医生的指导下，将血压和血糖控制到理想的水平，待平稳后再考虑手术治疗。

通常麻醉师会在术前对患者的高血压和糖尿病进行评估，并和患者进行充分的沟通。很多患者平时规律服用降压药，血压也控制得不错或偶尔稍微高一点，但一旦进入手术室，躺在手术台上，血压就会因为精神紧张高得离谱，因此麻醉师可能会建议患者手术当天早上就着一小口水顺下平时常用的降压药，这种口服的降压药一般效果比较温和，可以避免因为精神紧张导致的血压剧烈波动。应该注意的是，"降压零号"这种药物含有利血平，降压效果较为持久，从人体中排出的速度也慢，所以应建议患者提前改用其他的口服降压药，手术前此药也要停用两周以上，以防止术中持续的低血压。

如果糖尿病患者在平时通过口服药物或皮下注射胰岛素已经将血糖调整到比较稳定的状态（例如空腹小于 8mmol/L，餐后小于 10mmol/L），平时也注意到了

饮食的合理性，尽量避免了高糖饮食，那么即使手术当天早上血糖略高，问题也不会太大。手术当天一般不会让患者吃饭，因此千万不要自作主张在手术当天再口服降糖药物，这些药物会诱发低血糖，患者有可能会出现大汗、头晕、虚脱，甚至晕厥等情况，这可比高血糖对身体的打击要大得多。如果患者的手术安排在了下午或晚上，患者感觉到有点饿的话，医生护士会给他静脉输入葡萄糖溶液用以缓解饥饿的症状，输入的液体里会加入胰岛素中和葡萄糖引起的血糖升高，所以糖尿病患者不用过分担心。术后第二天患者一般就可以正常饮食了，此时应该常规服用降糖药或者皮下注射胰岛素将血糖控制在合理水平。

还有一些患者术前有冠心病、房颤、脑梗死或脑出血病史，那么情况就比较复杂了。一般情况下，还是建议患者首先到心内科及神经内科对这些疾病进行评估和治疗，如果患者有房颤伴有心室率增快或者冠心病伴心动过缓，都应该先在内科治疗下使心率控制在正常范围内。术前还需要行心电图及超声心动检查以明确心肌缺血和心率的情况。如果患者长期服用抗心律失常的药物，如倍他乐克、维拉帕米等，手术当天早上可就着一小口水继续服用。对于心动过缓药物治疗不佳的，还应该考虑使用临时的心脏起搏器，以预防术中心搏骤停。出现急性心肌梗死、脑梗死或脑出血的患者，甲状腺手术一般应该推迟至少半年以后再考虑。抗心绞痛的药物如硝苯地平、硝酸异山梨酯等也应该在手术当天早上就着一小口水继续服用。出现心力衰竭的患者，建议心衰控制至少一个月以后再考虑手术的时机，抗心衰的药物，如地高辛和去乙酰毛花等，在手术当天不能服用。

高血压和抗凝药是造成术后颈部出血的危险因素，因此术后仍需积极控制血压，而抗凝药物则应根据患者是否有心血管疾病及其严重程度来进一步判断术后何时使用。临床上发现抗血小板药物如阿司匹林一般对甲状腺手术的影响并不是特别大，长期口服阿司匹林药物的患者，术前可以先咨询心内科医生药物能不能停。对于仍有轻度的心绞痛发作及冠状动脉仍有狭窄的患者，阿司匹林可以暂停一天或者不停药。因为预防心脏或静脉血栓的抗凝药如华法林等是长效抗凝药物，术前可能会用短效的低分子肝素抗凝来替代，并根据医生的要求安排停药的时间。

4. 甲状腺手术麻醉后需要注意什么，可能会有什么不舒服的感觉

麻醉完以后都会给患者进行吸氧和心电监护，随时观测患者的生命体征。

一般都要求患者保持平卧位至少 6 个小时，建议头偏向一侧，以避免术后出现的呕吐误吸入气管中造成严重的吸入性肺炎或窒息。一般第 2 天会拔除导

尿管，并鼓励患者下床活动。早期下床活动一方面可以促进麻醉药尽快代谢出去，另外也可以增加肺活量，改善全身血液循环，以减少术后肺部感染的可能性，以及减少下肢深静脉血栓的发生。

　　一般情况下，麻醉还是非常安全的，患者麻醉清醒后多少都会出现嗜睡，很多患者一般睡半天左右就会将麻醉药物代谢出去，第 2 天会明显好转。但是，有些患者可能对麻醉药的耐受程度较差，术后第 1 天可能会出现恶心呕吐的现象，这时可以向医生反映，医生将会给予患者止吐药物进行治疗。若出现反复呕吐，有可能会引起患者机体内的代谢紊乱，导致体内电解质的失衡，这时还需要给予患者静脉补液来补充电解质并维持机体的体液平衡。一般随着麻醉药物的代谢，到第 2~3 天基本上就不会出现恶心和呕吐的症状了。

　　有些患者会担心麻醉完以后伤口会非常疼痛，其实不必担心这种情况，大部分患者做完手术以后都不会出现颈部伤口的明显疼痛感，只要不用力触碰伤口或剧烈扭动脖子一般不会疼得厉害。有少数的患者可能对疼痛特别敏感，如果疼痛厉害的话可以适当使用一些止痛的药物，或者使用镇痛泵以达到持续止痛的目的。

　　有些患者因为患有颈椎病，术中头部过度后仰会导致术后出现头晕、头痛的情况。这种情况一般不需要特别的处理，颈部也可以通过适当的锻炼来缓解疼痛不适的感觉，若术后头晕严重可待手术恢复后，去骨科或神经内科进行进一步的治疗。

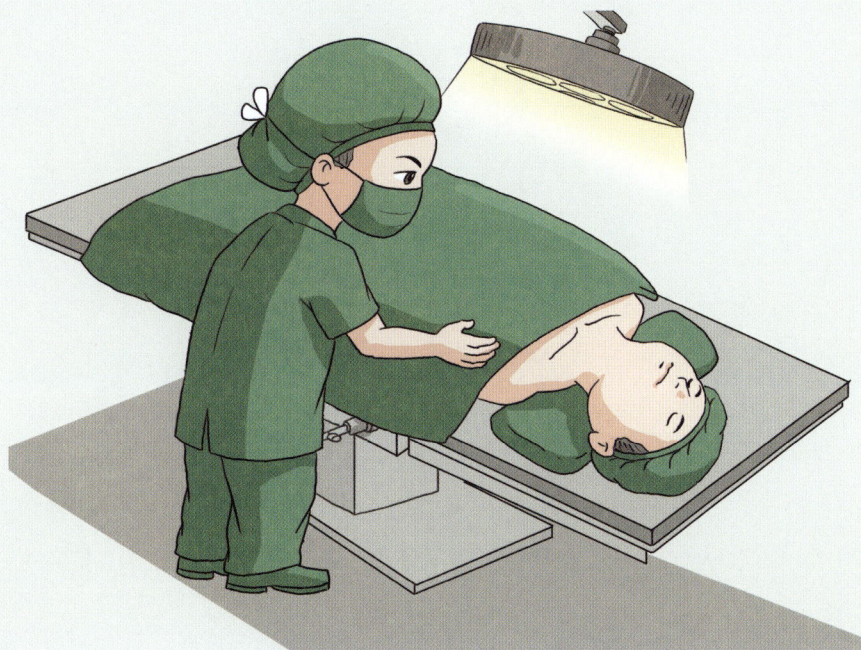

在极少见的情况下，患者有时候会在用力大便或剧烈咳嗽以后血压突然升高，出现脖子肿胀不适感，并出现喘气费劲。这种情况多发生在术后的第 1 天。出现这种情况一定要立即与医生和护士进行沟通，医生护士会对伤口进行检查，如果发现伤口附近肿胀明显并有皮下淤血，应考虑术后出血的可能性，术后伤口出血可能会压迫喉或气管诱发窒息，这种情况较为紧急。医生或护士会立刻在床旁或去手术室将伤口打开，清除颈部积血以避免窒息的风险，并寻找相应的出血点给予止血，患者这时候只需要配合颈部制动即可，在处理伤口的时候一般不会疼痛。这种情况毕竟很少见，患者也不应该因为害怕术后出血而不敢咳嗽或大便，颈部也可进行适当的活动。如果有剧烈咳嗽或便秘的情况，可以和医生沟通后使用一些止咳化痰的药物或通便药物，促进痰液的排出或使排便顺畅。

有些患者还会担心全身麻醉会影响大脑的健康，特别是一些儿童甲状腺癌的手术，很多家长都会担心全麻会对孩子的智力产生影响，害怕孩子会因此变傻。近些年，针对这个质疑已经进行了很多的研究，例如澳大利亚皇家墨尔本儿童医院、美国纽约哥伦比亚大学附属儿童医院，以及美国梅奥医学中心都做过几千例儿童患者的大样本研究，探讨全麻对儿童智力包括执行能力和阅读能力等的影响，结果都发现单次短时间的麻醉对孩子的智力影响并不大，而甲状腺癌手术一般都是一次手术就能够解决问题，所以大可不必担心这个问题。

（王天笑）

十三、甲状腺癌手术期需要准备什么

1. **甲状腺癌手术前需要做哪些准备**

（1）心理准备：由于对疾病和治疗方式缺乏认识，许多患者和家属都会存在焦虑或者恐惧的情绪。患者可以通过与主管医生、主管护士以及其他医务人员的交流，了解疾病的状况与治疗的细节。目前来说，甲状腺肿瘤尤其是乳头状甲状腺癌预后良好，治疗手段较为成熟，同时手术带来的创伤较小，患者一般术后第二天就能下床活动并恢复自理能力。平和的心态，有利于患者建立战胜疾病的信心。

如果焦虑、恐惧的心理严重影响了患者的睡眠甚至生活质量，可以告诉医务人员并邀请心理科专业人员为患者进行心理放松训练和药物治疗。目前肿瘤心理专业有一些比较成熟的心理干预方式，例如正念治疗、冥想治疗、音乐治疗等等，能够很好地舒缓患者的紧张情绪；如果有必要，医生也会开具一些抗焦虑助睡眠的药物，帮助患者顺利渡过围手术期。在此期间，患者也可以通过听一些喜爱的音乐、与家人朋友多交流、阅读书籍等方式，放松自己的心情。

（2）饮食准备：在手术之前，医护人员会对患者的营养状况进行评估，以判定有无营养风险。如果没有营养风险，一般说来，患者保持营养均衡膳食即可。为减少术后因麻醉药物及活动减少引起的胃肠蠕动减慢带来的排便困难，术前一天可以进食清淡易消化的少渣半流食（例如西红柿鸡蛋面、瘦肉粥等）。如无特殊病史，根据医务人员的要求，一般说来手术前需要禁食6~8小时，禁止饮用液体至少2小时，以保证术中胃无潴留的食物，以免引起误吸。但是如果患者有糖尿病等引起胃排空减慢的疾病，或者手术具体时间不确定等会引起术中胃部排空不全的情况，需要严格根据医务人员的要求进行禁食和禁饮。另外，糖尿病患者术前禁食时需要关注自己是否出现低血糖症状并及时通知医务人员；如果有高血压等慢性疾病需要口服药物，也需要提前与医务人员沟通禁食的时间。

（3）体位准备：甲状腺肿瘤切除术的患者在术中会采取被动的颈过伸仰卧手术体位。长时间的此体位，会压迫颈部神经及血管，使得颈椎周围组织疲劳，使得患者在术后出现肩颈不适、头痛、恶心呕吐等症状。因此，医务人员会在术前

2~3 天内教患者进行体位训练，减少术后不适症状的发生。在院内，一般会采用体位训练垫进行训练，如无条件，也可以采用硬枕头进行替代。训练需要在餐后 2 小时胃部排空后再进行，避免呕吐和误吸。训练时，可以把训练的垫子上缘放到与肩部平齐的位置，尽量做到仰卧、伸颈、垫高肩部与头后仰的动作。一开始可以从每次 10 分钟起，以患者的最大忍耐程度为限，逐渐增加每次训练的时间。如果患者在训练过程中出现头晕、恶心、呕吐等症状，需要立即停止训练。

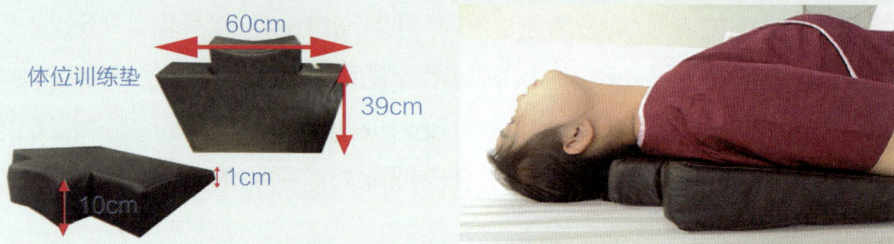

（4）皮肤准备：为了保持手术区域的清洁，护士在术前会对患者的皮肤进行相应的准备。如果患者的手术区域（如颈部、腋窝、耳后等部位）毛发浓厚影响手术，有可能采用脱毛膏或者备皮刀等方式去除患者的毛发。如果患者的手术区域无明显肉眼可见毛发，患者在术前 1 天通过洗浴清洁皮肤即可。注意在清理皮肤时不要损伤手术区域皮肤。另外，如果医生在术前进行的手术部位标记不清楚，也需要与主管医生进行手术部位核对后请主管医生再次进行标记。

有的患者可能采用经口入路的甲状腺癌切除手术，需要患者在术前到口腔科进行洁齿，并在手术当日通过刷牙、医用漱口液清洁等方式，保证口腔的清洁。

2. 甲状腺癌手术后应该怎么饮食

（1）术后初期

术后当日，从手术室回来完全清醒后，患者如无明显麻醉反应、呕吐等症状，术后 4~6 小时即可尝试饮水。若无明显的呛咳症状，可尝试进食藕粉、小米粥等容易消化的流食或半流食。初次进食或饮水时为避免误吸引起的呛咳，可由陪护人员用汤勺小口喂食。

术后前几天患者可能出现喉咙肿痛的情况，可以口服温凉、清淡易消化的软烂食物。由于淋巴结清扫容易损伤胸导管，因此术后饮食建议进食低脂食物（例如面条、杂面馒头、豆腐、低脂奶、蛋白等），避免高脂肪食物（如肥肉、蛋黄、高汤等）。饮食主要保证摄入的热量，并注意高蛋白食物及蔬菜水果的摄入。

若术后患者出现了乳糜漏需要进行无脂饮食，可选用白萝卜、丝瓜、苹果、桃、馒头等食物。乳糜漏时，医务人员会根据引流液情况暂停患者饮食，进行肠外营养液的输注，等情况好转时再逐步恢复饮食。

（2）恢复期

甲状腺癌术后无需进行碘-131治疗者：正常饮食。患者当以平衡膳食为基础，选择富含维生素、蛋白质的饮食，增强体质。注意低盐低脂饮食，戒烟限酒，保证健康的饮食。

甲状腺癌术后进行碘-131治疗的患者：低碘/无碘饮食。在碘-131治疗前，为了保证治疗的效果，需要进行低碘/无碘饮食。这需要注意家中使用无碘盐，避免食用加碘盐腌制的食物，避免鸡精（含碘量较高），避免海藻、海贝、海虾、海蟹、蛋黄等高碘食物。小黄鱼、鲅鱼、带鱼、马哈鱼等海鱼的含碘量与淡水鱼类似，甚至比肉蛋类低，可以食用。

3. 甲状腺相关手术后出现饮水和进食呛咳应该怎么办

甲状腺手术中有可能损伤喉返神经和喉上神经，从而引起患者术后出现饮水或者进食呛咳，并伴随声音的变化。一般说来，过一段时间神经恢复后这些症状能逐步消失。在恢复前，患者可以通过进食姿势、食物性状的调整和一口进食量的调整来减少或避免呛咳和误吸的发生。

（1）姿势调整：患者若发生了甲状腺术后的进食呛咳，需要尤其注意自己的进食姿势。进食时需要采取至少30°以上的半卧位。如果患者体力比较好，建议完全坐起，将脚自然下垂，直视所要进食的食物。在进食过程中尽量低头吞咽，吞咽时下颌靠近颈部，避免仰头（尤其是用杯子进水时）。

（2）食物性状调整：越稀薄的食物（例如水）越容易引起患者呛咳。为了避免呛咳，可以进食相对较稠且密度较均匀的食物（例如蔬菜泥、米粉、藕粉、果泥等）。不建议食用性状差异较大的混合物（例如水和米粒分得很清的粥），也不建议进食发干且松散的食物（例如饼干等）。如果患者饮水呛咳严重，可以通过增加水的黏稠度（例如在水中增加专业增稠剂、藕粉）等，来避免呛咳。

（3）一口进食量：患者每一口吃的量越小，发生呛咳的概率就会越小。在调整食物性状的基础上，患者可以在专业人员的帮助下，找到自己每口能吃的最大量，避免呛咳。患者可以考虑用勺子帮助固定每口进食的最大量。

（4）避免误吸：患者在进食时需要集中注意力，需要关闭电视，避免与人交谈，减少误吸的概率。每次进食后也需要主动咳嗽清理呼吸道，避免误吸引起相关的肺炎。

（5）其他：如果患者出现了术后的呛咳，有可能需要因为进食中的不舒适减少进水和进食。患者要关注自己每天的液体摄入量需要在 1.5 升到 2 升之间（包括医务人员给患者的输液量）。如果患者出现了口干、尿量减少、尿色加深，提示患者的液体摄入量不足。这需要患者一方面通过调整液体性状增加液体摄入量，另外也需要告知医务人员，在必要时加强患者的液体摄入。与此同时，患者也需要关注自己的进食量和体重变化。如果出现了因为呛咳引起的进食量减少等问题，可以请专业医务人员（例如吞咽障碍专业人员）给予患者技术指导，避免发生营养不良。

4. 甲状腺相关手术后如何进行肩颈功能锻炼

患者在根治性颈淋巴结清扫术后如果出现肩垂、肩周疼痛、麻木、手臂活动受限等症状，可能与术中损伤了副神经导致的术后斜方肌瘫痪萎缩有关。我们把这种情况叫作肩颈综合征。患者可以通过循序渐进的肩颈部功能锻炼，来增大肩部活动范围，促进肩颈部功能恢复。术后 1 周患者就可以进行相关的锻炼，并需要坚持至少 3 个月的时间。锻炼方法包括：

（1）颈部两侧锻炼：头部缓缓向两侧倾斜，尽可能触及肩部。

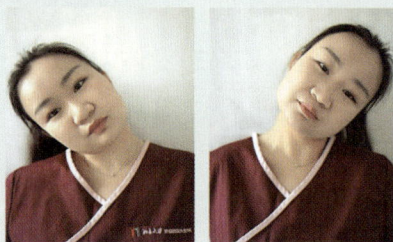

（2）颈部前屈后仰锻炼：低头使下颌接触胸部，再抬头后仰。

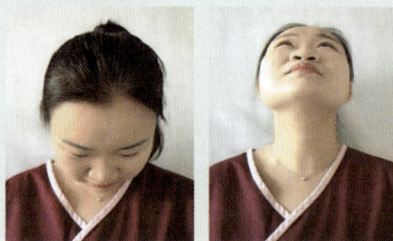

（3）上臂抬起训练：上臂锻炼应从曲肘开始，再做向上抬举及爬墙动作，最后使患肢能越过头部触及对侧耳廓。

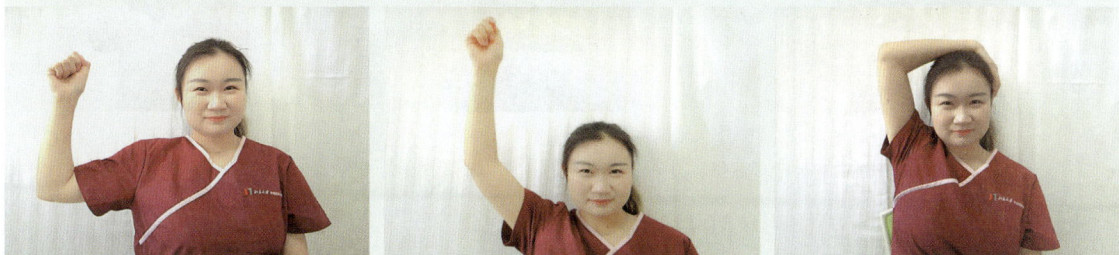

（4）肩部摆动锻炼：将对侧手放在椅或凳子上，腰稍弯摆动术侧肩及臂，自左向右再恢复至原位；摆动肩及臂，由前向后；旋转肩及臂，向前再向后，旋转幅度逐渐加大，并抬高至尽可能舒适的高度，每个动作停留 20~30 秒。

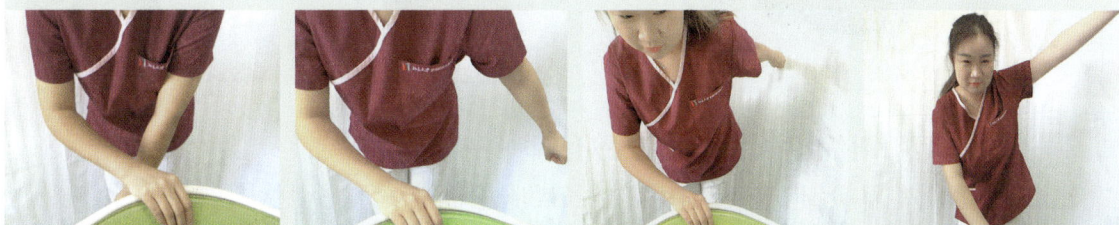

（5）肩关节旋转锻炼：在镜前进行，坐直放双手于胸前，肘关节呈直角，肘向后外展，肩向后旋转并使肘恢复至原来的位置。每个动作停留 20~30 秒。

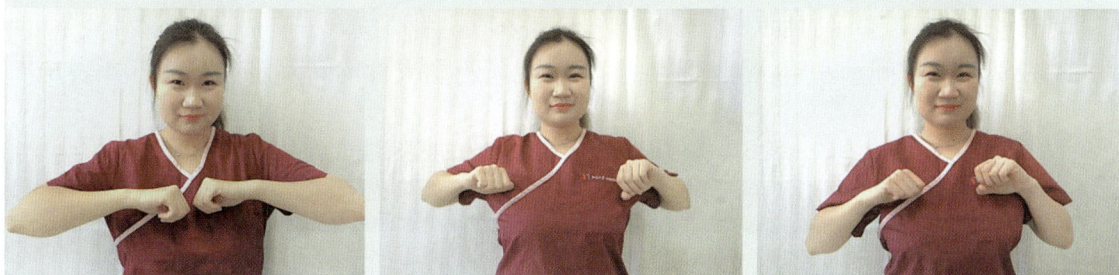

（6）肩关节抬高锻炼：使全身放松，手臂在肘缘交叉，对侧手支持术侧肘，并缓缓耸肩，注意用手协助抬高肩及臂，对恢复很重要。每个动作停留 20~30 秒。

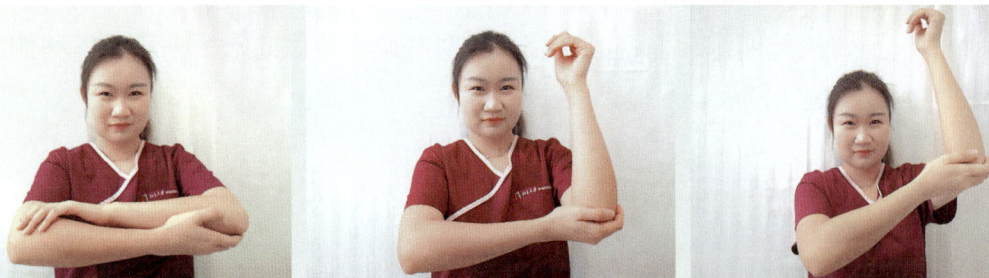

（7）增强肌力和耐力锻炼：力量练习，提举重物，重量由轻到重，保持手臂水平或垂直，每个位置停留 20~30 秒。

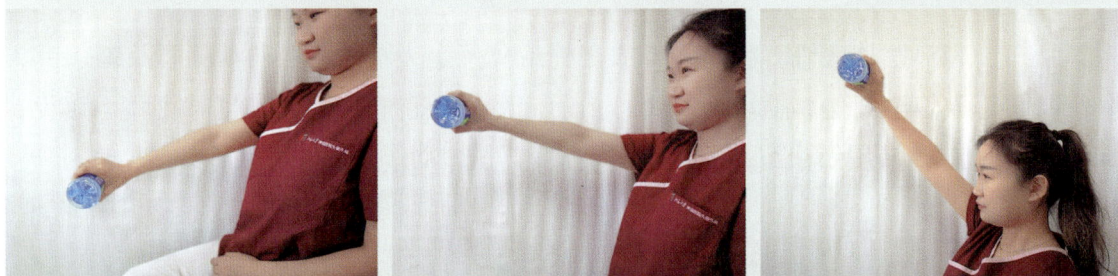

5. 术后服用优甲乐和骨化三醇有哪些注意事项

分化型甲状腺癌患者术后需要长期服用优甲乐（左甲状腺素钠），以进行甲状腺素替代治疗以及预防甲状腺癌的复发。同时，需要服用骨化三醇，预防骨质疏松的发生。

（1）优甲乐

1）服药时间：左甲状腺素钠片应该在早餐前半小时，空腹将一天的剂量一次性用清水送服。建议用白开水送服，不能用饮料、茶水等。

2）间隔时间：左甲状腺素钠片服用时应与药物或食物间隔足够时间，如表6：

表6　优甲乐同服药物 / 食物的间隔时间

序号	同服食物或药物	推荐左甲状腺素钠服用时间
1	含铁、钙食物或药物	需间隔 2 小时
2	奶制品、豆类食品	需间隔 4 小时
3	维生素	需间隔 1 小时
4	降压药	需间隔 1 小时
5	滋补品	需间隔 1 小时

对于需长期服用的药物，注意定期复查相关疾病指标和甲状腺功能，随时根据检查结果调整该药物及左甲状腺素钠片剂量。

3）忘记服用时的对策：偶然出现漏服，可在第二天服用两倍的剂量。如果患者漏服不止一天，应该坚持多天服用两倍的剂量，直到补够漏服的剂量。

4）如何调整剂量：左甲状腺素钠片剂量调整后，促甲状腺激素的稳定需要6~8周。需要注意，只要服药剂量等发生变动，均需要等6周后复查，最少4周。所以，一定要坚持遵照医嘱，坚持定期随访。

5）用药后可能出现的不适：心动过速、心悸、心律失常、心绞痛、头痛、肌肉无力和痉挛、潮红、发热、呕吐、月经紊乱、头部受压感及眼胀、震颤、坐立不安、失眠、多汗、体重下降和腹泻。

（2）骨化三醇

1）每日晨起服用，在一天的同一时间服用此药。

2）若漏服一次，可在想起时立即补服，若离患者的下一次服用时间较近，则无需补服。

3）饮食改变（例如增加奶制品的摄入）以至钙摄入量迅速增加或不加控制地服用钙制剂均可导致高血钙，临床表现主要包括厌食、恶心、呕吐、便秘，乏力、肌肉疲劳、肌张力减低，烦渴，多尿，嗜睡等，应密切关注。

4）服用该药时必须避免脱水，应保持适当的水摄入量。

5）建议在服用期间定期监测血钙、血磷和血肌酐浓度等。

6）用药后可能出现的不适：食欲减退，头痛，呕吐和便秘；感觉障碍，伴有口渴的发热，尿多，脱水，情感淡漠，发育停止以及泌尿道感染。

（赵艺媛）

十四、"好"的甲状腺癌（分化型甲状腺癌）

1. "好"的甲状腺癌指的是什么

甲状腺癌按照分化程度，大致可以分为"好的"（分化型）和"不好的"（低分化或未分化型）两大类。分化型甲状腺癌（DTC）起源于甲状腺滤泡细胞，它们保留了一定程度的正常滤泡细胞的功能和结构。DTC占所有甲状腺癌的90%以上，包括甲状腺乳头状癌（PTC）、滤泡癌（FTC）、Hürthle细胞癌（又称嗜酸性细胞癌，HCC）及其各自的变异类型。

甲状腺乳头状癌（PTC）是在成人和儿童中最常见的甲状腺癌类型，占DTC的绝大多数。PTC的平均确诊年龄为35岁，女性患者多于男性患者。多数的甲状腺乳头状癌病因不明，少数与幼年时低剂量辐射暴露和遗传综合征相关。与PTC相关的综合征包括家族性非髓样癌（FNMTC）、家族性腺瘤性息肉病（FAP）、多发性错构瘤综合征（Cowden syndrome）、Gardner综合征、Werner综合征和Carney综合征等。

甲状腺滤泡癌（FTC）是第二常见的DTC，但在过去几十年来，由于PTC的发病率急剧上升，FTC的发病率保持相对稳定，因此FTC所占的比例有所下降。在碘缺乏地区和地方性甲状腺肿高发地区，FTC发病率更高，因此，补碘的普及也是FTC发病率下降的原因之一。

嗜酸性细胞癌（HCC）是一种罕见的甲状腺恶性肿瘤，约占所有甲状腺恶性肿瘤的3%。HCC曾一度被认为是FTC的一个变种，现在因其独特的分子机制和临床预后被认为是一个独立的类别。HCC通常比其他DTC发病年龄稍晚，在50~60岁之间，但仍多见于女性。

之所以说"好"，是因为DTC生长缓慢，侵袭性小，预后好，10年生存率达90%左右。而且，与低分化癌不同，分化型甲状腺癌对放射性碘治疗及促甲状腺激素（TSH）抑制治疗反应良好，即使发生了区域淋巴结转移甚至远处转移，仍然能够长期存活。

2. 什么样的"甲状腺癌"不再属于恶性

近些年来网络媒体中广泛传播的一则消息就是"甲状腺癌不再算癌"，这其实是一个博人眼球概念，并不十分准确。专业领域里确实把一部分恶性程度极低的甲状腺肿瘤进行了重新定义，摘掉了"恶性肿瘤"的帽子，这类肿瘤就是"具有乳头状核特征的非侵袭性滤泡型甲状腺肿瘤"，英文缩写为"NIFTP"。这类肿瘤在过去归类为滤泡型乳头状癌（FVPTC），但它没有包膜和血管侵犯，约占 FVPTC 的 20% 左右。之所以重新分类，是因为这类肿瘤侵袭性低，预后良好，且不会发生转移，生物学行为与良性肿瘤类似。摘掉了"癌"的帽子，目的是避免了对这类患者的治疗过度，也减轻了患者的心理负担。NIFTP 很难通过穿刺活检进行术前诊断，因此，手术切除还是必要的诊断和治疗手段，但手术范围不必过大，无需进行淋巴结清扫，也不需要接受促甲状腺激素抑制治疗或碘 -131 治疗，复查随访和其他良性肿瘤一样即可。

3. 乳头状癌治疗效果都很好吗

甲状腺乳头状癌是最常见的病理类型，占所有分化型甲状腺癌（DTC）的 85% 以上。将乳头状癌根据病理类型再次进行划分，大多数乳头状癌属于经典型或滤泡亚型，预后相对较好，通过手术或术后的辅助治疗可以治愈。但也有少数几种类型，如高细胞亚型、柱状细胞亚型、靴钉样细胞亚型等，虽然也叫乳头状癌，但更容易复发和转移。

另外，还有一些伴随的临床病理特征可以用于预测甲状腺乳头状癌或所有 DTC 的治疗效果。临床上对 DTC 的危险分层可以分为两个维度，即复发风险和死亡风险。美国甲状腺协会（ATA）制定的指南主要针对的是 DTC 的复发风险。根据 ATA 指南，患者主要可以分为三类：低危（复发风险 <5%），中危（复发风险 5%~20%）和高危（复发风险 >20%）。80% 以上的 DTC 患者属于低危组，它的特点是肿瘤小于 4cm，没有侵犯到甲状腺外，不属于特殊的病理类型，没有血管侵犯。甲状腺全切术后甲状腺球蛋白水平很低的患者也可以属于低危范畴。高危组患者的特点是肿瘤侵犯到甲状腺外的器官，分化差，有明显的淋巴结转移或全切术后甲状腺球蛋白水平升高。介于两者之间的属于中危组。

肿瘤相关死亡的风险主要通过 TNM 分期来体现，可以分为 I~IV 期，生存率依次降低。幸运的是，绝大多数（>90%）的 DTC 都属于 I 期或 II 期，这类患者的肿瘤相关死亡率小于 2%。年龄是 TNM 分期需要考量的因素，小于 55 岁的患者无论是否有肿瘤转移，都属于早期，治疗效果很好。而 55 岁或以上的患者，一旦原发肿瘤侵犯到周围组织无法完整切除，或出现远处转移，治疗效果都将大打折扣，甚至很快危及生命。

4. 什么是甲状腺微小乳头状癌

甲状腺微小乳头状癌（PTMC）是甲状腺乳头状癌（PTC）的一个特殊分类，是指最大直径不超过 1cm 的 PTC。甲状腺微小乳头状癌通常不会产生症状，也难以触及，往往是通过体检或因其他疾病检查时偶然发现。随着超声在健康体检中的普及，每年新发现的甲状腺癌病例中，甲状腺微小乳头状癌占 1/3 以上。通过超声筛查，人群中潜伏的微小癌的检出率可达 3.5%，远高于临床发病率。因此，发现了甲状腺微小癌不必恐慌，只要处理得当，它不会给你带来太多麻烦。

5. 微小癌可以不做手术进行观察吗

大多数甲状腺微小乳头状癌生长缓慢，预后比普通乳头状癌好得多。很多人可以终生携带甲状腺微小癌，没有任何症状，直到因为其他原因死亡后在尸检时才被医生发现。一项来自日本的流行病学研究发现，对成年女性进行超声引导下穿刺活检，甲状腺癌的检出率可高达 3%~5%。在此背景下，日本学者从 1993 年开始了一项对微小癌进行密切观察而不是立即手术的临床研究。通过长达 10 年的观察，人们发现，只有 8.0% 的患者肿瘤直径较前增大≥3mm，只有 3.8% 的患者发生了颈部淋巴结转移。包括病情进展后及时接受手术的患者在内，没有人发生肿瘤复发或远处转移，也没有人死于甲状腺癌。与立即手术的患者相比，选择观察的患者喉返神经麻痹或低钙血症等不良事件的发生率更低，医疗花费更少。因此近年来，已经有越来越多的医生和患者接受了"积极观察（active surveillance）"这一处理策略来处理甲状腺微小癌。

6. 什么样的甲状腺癌可以观察

到目前为止，适合观察的甲状腺癌仅限于不超过 1cm 的微小乳头状癌，对于大于 1cm 的低危肿瘤，是否可以观察还缺乏证据。当然，也并非所有的微小癌都适合观察，当有一些高危因素存在时，比如伴有临床淋巴结转移或远处转移、有喉返神经或气管受侵的症状或体征（如声带麻痹、呼吸困难等），以

及一些高危的病理亚型，都不适
合观察，应该积极手术。肿瘤
的位置对治疗策略的选择也至
关重要，位于腺体中间位置的
肿瘤最适合观察。如果肿瘤紧贴
气管（与气管壁呈钝角）或接近喉返
神经的位置，此时肿瘤侵犯气管或神经
的可能性较大，最好不要选择观察。肿瘤
接近或侵犯甲状腺前方或侧方被膜，并不是
观察的绝对禁忌。多灶微小癌和伴有分化型甲
状腺癌的家族史也不是观察的禁忌证，虽然此时
风险稍高，但仍然可以定期复查。

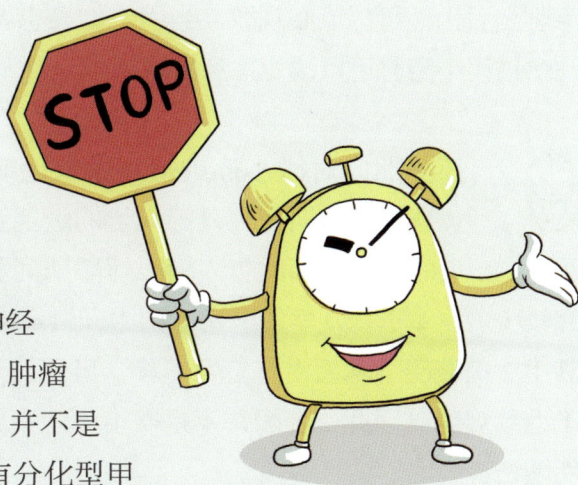

7. 甲状腺微小癌如何进行"积极观察"

一旦诊断为甲状腺微小癌，并且符合前述的观察标准，医生可能会建议患者在"观察"和"手术"这两种方案中自行选择。如果患者决定开始积极观察，应该多久复查呢？对于这个问题，目前还没有公认的"标准方案"。在最早开始这项临床实践的日本 Kuma 医院，一般头一次复查在确诊 6 个月之后，如果病情没有变化，以后可以每年复查一次。微小癌一般难以摸到，超声是首选的检查手段。每次复查超声都应该测量肿瘤的直径，并且评估颈部淋巴结是否有肿大，对于可疑的颈部淋巴结应该通过细针穿刺活检来明确是否为转移，最好能加做穿刺洗脱液的甲状腺球蛋白（Tg）检测，可以提高诊断的准确率。虽然超声检查简单无创，但过度频繁的复查并没有好处，反而会影响正常的工作生活，并造成医疗资源的浪费，失去了观察的意义。

8. 甲状腺微小癌何时应该停止观察

在观察过程中，如果肿瘤发生明显的进展，应该停止观察立即手术。这里的进展包括肿瘤直径增大≥3mm，或者出现淋巴结转移。肿瘤发生进展后再手术与一经发现就立即手术相比，远期效果没有太大区别。需要注意的是，由于超声测量肿瘤直径时可能存在少许误差，出现 1~2mm 的直径变化不必过分紧张。从以往研究得到的结果来看，穿刺也不会导致肿瘤生长加快或发生淋巴结转移，

穿刺之后仍然可以放心观察。当然，如果患者的心理压力过大或有其他主观原因，观察过程中随时可以改变主意接受手术，并不会因为延误时间而影响治疗效果。

9. 怀孕期间对微小癌进行观察安全吗

女性在怀孕期间会分泌大量的绒毛膜促性腺激素，具有刺激滤泡细胞生长的作用，因此有人担心怀孕期间肿瘤容易进展。在现实中，此类的研究较少。日本选择观察的病例队列中，51 例怀孕患者中仅有 4 例发生进展（8%），其中 2 例接受手术后没有复发转移，另外两例由于在生产后病情重新稳定，选择了继续观察。因此，妊娠并不是微小癌观察的禁忌，但对这部分患者确实应该密切随访。

10. 微小癌观察期间需要口服甲状腺激素吗

有研究发现，接受轻度促甲状腺激素（TSH）抑制治疗的微小癌患者在观察期间没有发生肿瘤进展，而 TSH 持续升高与微小癌发生进展相关，但也有研究发现血清 TSH 的水平与微小癌是否进展无关。到目前为止，还没有前瞻性的研究来对比接受 TSH 抑制治疗和不接受抑制治疗的两组人群微小癌发生进展的情况是否相同。因此，观察期间是否应该口服甲状腺素尚无定论。由于每天服药多多少少会带来一些麻烦和副作用，我们并不建议观察期间口服甲状腺素。当然，TSH 抑制治疗在微小癌观察时的作用还有待进一步研究。

11. 微小癌可以做"热消融"介入治疗吗

对于低危的甲状腺微小癌，手术和观察都是合理的治疗策略。如果患者不想承受手术带来的创伤和观察带来的心理压力，经皮消融也不失为另一种选择。超声引导下的经皮消融包括化学消融和热消融，化学消融如酒精注射多用于囊性肿物的治疗，相比之下，热消融可以更精确地控制消融范围，更适用于甲状腺内的实性肿瘤。热消融有多种方法，包括射频消融（RFA）、微波消融（MWA）、激光消融（LA）和高强度聚焦超声（HIFU）等。其基本原理相似，都是利用热能将肿瘤损毁。具体的操作步骤为：在超声引导下定位肿瘤，如果肿瘤靠近甲状腺的后被膜或邻近颈总动脉，可以在动脉周围注射隔离液使肿瘤远离重要器官，以减少并发症的发生。局麻后将消融针穿透皮肤置入肿瘤内部，通过针尖产热使肿瘤变性坏死以达到治疗的目的。

热消融技术最早用于治疗甲状腺良性结节，近年来开始应用于甲状腺微小癌的治疗。目前已有的证据表明，各种热消融的方法，都能在治疗后使肿瘤明显缩小或消失，同时将并发症控制在较低水平。因此，对于满足一定条件的微小癌，热消融技术是安全有效的，虽然其远期效果还有待研究，但确实是介于手术和观察之间的另一种选择。

12. 热消融有哪些方法

热消融包括射频消融（RFA）、微波消融（MWA）、激光消融（LA）和高强度聚焦超声（HIFU）等多种方法，各有不同的特点。射频消融在良性结节中应用较多，由于加温速度较慢，更易于控制范围；微波消融速度较快，适合应用于较大甲状腺结节；激光消融不容易对周围组织造成损伤；高强度聚焦超声是一种新兴的热消融技术，它的优点是不需要经皮穿刺，可以在局部产生达 85℃ 的高温来杀伤组织，因此创伤更小。不同的消融技术就像十八般兵器，各有所长，没有好坏之分，只要运用得当，都可以拿来消灭敌人。具体选择哪种方法，取决于肿瘤的特点，医生的习惯，以及医院的技术条件。

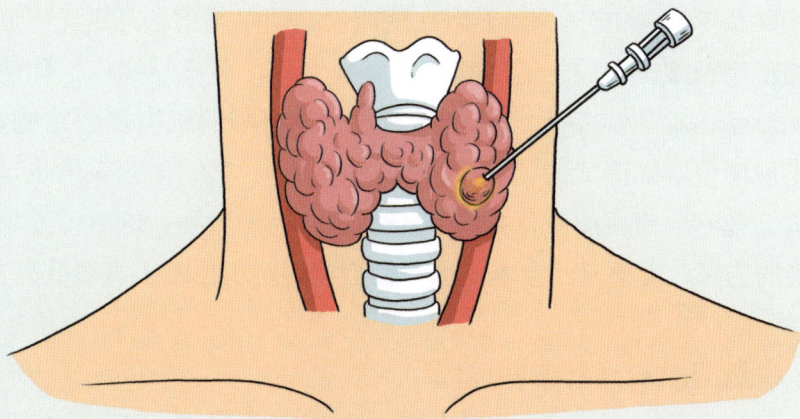

13. 什么样的甲状腺肿瘤适合热消融治疗

热消融技术在甲状腺良性肿瘤的治疗方面应用较成熟，可以使肿瘤缩小，并避免了开放手术带来的并发症和切口瘢痕。对甲状腺癌治疗的适应证，目前仅限于符合观察标准的低危微小乳头状癌，即直径不超过 1cm、无淋巴结转移及无气管或喉返神经受侵。由于热消融是利用热能将肿瘤损毁，周围的组织温度也会升高，因此，对邻近气管和喉返神经走行区域，或靠近颈动脉的肿瘤应谨慎使用，以免灼伤周围器官。对于超过 1cm 的肿瘤，理论上说，只要消融彻底，也有可能达到根治性的治疗效果。但由于目前还缺乏临床证据，因此，大于 1cm 的甲状腺癌还是首选外科手术治疗。因此，适合消融的微小癌可能比适合观察的微小癌指征要更严格一些。临床上遇到的消融失败的病例大部分是因为适应证选择不当，比如肿瘤过大或邻近气管造成消融不完全，或者出现喉返神经损伤等并发症；也有的在治疗前没有经过仔细的评估，遗漏转移的淋巴结。任何技术都是"双刃剑"，运用得当才能扬长避短。虽然消融治疗创伤较小，也不应盲目开展，以免给患者增加痛苦，也会给后续的治疗增加难度。

除了甲状腺上的原发肿瘤以外，对颈部淋巴结清扫后单个的复发淋巴结病灶，如果再次手术风险较高或定位困难，也可以考虑消融治疗。当然，具体情况还要听从临床医生的意见。

14. 热消融治疗有哪些优点

对于符合适应证的患者，热消融是治疗甲状腺良性肿瘤和微小癌的又一选择。与手术相比，经皮穿刺消融治疗最主要的优点就是"微创"。操作可在局麻下完成，一般无需住院或仅需留院观察，几乎无出血，对正常甲状腺功能影响轻微，术后无需甲状腺素替代治疗，可重复操作，即使失败一般也对后续的手术治疗影响不大。经皮穿刺对颈部正常的肌肉筋膜结构影响较小，术后不会出现瘢痕挛缩造成的"脖子发紧"的感觉。它的美容效果也是一个重要优势，穿刺针孔不会遗留皮肤瘢痕，也不会造成组织塌陷，这对"爱美"的患者来说是不错的选择。由于无需全麻，热消融治疗的费用也比手术要低得多。

15. 热消融治疗有哪些风险

与手术相比，热消融治疗是相对安全的治疗方法，手术创伤和术后并发症的发生率都低于传统手术，当然，它也存在一些风险。首先，极少数的患者可能对局麻药过敏或难以配合。由于各种消融技术的基本原理都是利用热能将肿瘤损毁，如果肿瘤距离喉返神经走行区域太近，或操作中功率和时间掌握不当，可能造成喉返神经的热损伤，导致声音嘶哑。同样道理，也可能对气管、食管以及穿刺点周围皮肤造成热损伤。少数患者可能会有穿刺部位的出血或血肿，严重者需要手术清创。如果肿瘤消融不彻底，可能会有肿瘤残留或复发。

因此，符合消融条件的患者选择至关重要。

16. 观察、手术和消融应该如何选择

面临这一选择的前提是肿瘤的大小和位置合适，满足观察和消融的条件。治疗方式的选择是一个极其复杂的问题，涉及患者、医生和医疗环境等多方面的因素。

最重要的决定因素当然是患者的意愿，患者的性格特点、受教育水平、经济状况和随访的依从性等，都应该在考虑的范围之内。比如，个性敏感、容易焦虑的患者，如果知道得了恶性肿瘤而不做治疗，可能会承受相当大的心理压力，甚至造成其他的身心疾病。此时，手术不但能祛除他的躯体疾病，更能缓解他的心理问题。反之，性格开朗、乐观的患者可能更适合选择观察。周围亲朋好友的经历以及其他方面获得的信息也会影响治疗决策，如果患者熟识的人做了甲状腺的手术出现了严重的并发症，可能会增加他对手术的恐惧心理，从而更倾向于保守治疗；而如果患者有亲友近期因为罹患其他癌症去世，他可能会义无反顾地坚持手术治疗，这些都是临床上曾经见过的案例。

医生的经验和专长也对治疗方式起主导作用。不做超声和消融的外科医生可能更相信手术的效果，甚至对消融持坚决反对的态度，因为他只见过消融失败的病例，对这一技术缺乏了解，难免存有偏见。而影像科医生可能更愿意选择他所擅长的介入消融治疗，个别超声医生对局部解剖或疾病的进程缺乏了解，甚至可能会不恰当地扩大适应证，影响治疗效果。真正负责任的医生会把各种治疗方法的利弊向患者陈述清楚，让患者自己选择，不会隐瞒或夸大病情，也不会带有明显的主观倾向。特别是当患者的肿瘤符合观察的条件时，应该告知患者不是必须要手术。当然，有效沟通的前提是患者对医生绝对地信任，这就涉及医疗环境对治疗决策的影响。对于一种恶性肿瘤，选择观察不去干预不但意味着患者要承担疾病进展的风险，医生也将面对潜在的医疗纠纷。在医患之间缺乏信任的情况下，医生出于自我保护，可能会选择相对激进的治疗手段。

总之，对于符合条件的微小癌，观察是最简单、经济和安全的方法，但确实有很多患者难以接受，手术或消融也是有效的治疗手段。对于患者而言，只要是在充分知情的前提下做出的选择，就一定是正确的选择。

（宋韬韬）

十五、甲状腺髓样癌

1. 甲状腺髓样癌是什么

上文讲到，于甲状腺发生的恶性肿瘤大概可以分为 4 类：乳头状癌、滤泡状癌、髓样癌和未分化癌。曾经，甲状腺髓样癌约占甲状腺癌的 5%，近些年由于超声的发展、群众体检意识的提高，乳头状癌的发病率逐渐上升，导致甲状腺髓样癌在甲状腺癌中所占的比例逐渐降低，为 1%~2%，但这并不代表甲状腺髓样癌的发病率就降低了。

甲状腺髓样癌不同于其他 3 种甲状腺癌，发生恶变的细胞并不是甲状腺的滤泡细胞，而是在甲状腺内部存在的另一种细胞，叫作甲状腺滤泡旁细胞，也可以叫作 C 细胞。这种 C 细胞能够分泌一种激素，叫作降钙素（CT），是人体分泌的激素之一，参与人体钙和磷的调节。当 C 细胞发生恶变，它就会分泌更多的降钙素，发生恶变的 C 细胞越多，分泌的降钙素也就越多，也就意味着这个患者的甲状腺髓样癌病情越严重。正常人降钙素的水平是在正常范围内的，但如果降钙素水平明显升高，那么就要考虑是不是患有甲状腺髓样癌。

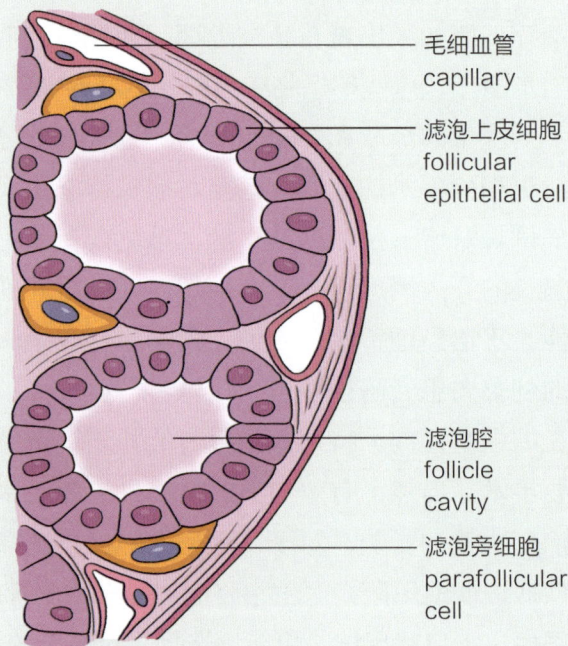

毛细血管
capillary

滤泡上皮细胞
follicular
epithelial cell

滤泡腔
follicle
cavity

滤泡旁细胞
parafollicular
cell

2. 甲状腺髓样癌的恶性程度高吗

甲状腺髓样癌相较于最常见的甲状腺乳头状癌来说，的确恶性程度要更高一些，更容易出现转移，很多患者确诊时病情也会较重一些。但甲状腺髓样癌并不是不治之症，如果患者能够及时地、规范地得到治疗，整体来说甲状腺髓样癌的 5 年生存率大概在 63%~94%。当然影响治疗效果的因素有很多，一般来说，如果一个患者甲状腺髓样癌的肿瘤直径越大，那么患者的预后也可能会更差，因为更大的肿瘤转移的概率更大。又或者肿瘤的位置不好，邻近甲状腺包膜而后逐渐突破包膜，在这种情况下，肿瘤也容易发生转移，这种患者的预后也会相较于肿瘤没有突破甲状腺包膜的患者差一些。还有很多因素会影响患者的预后，例如恶性肿瘤是一个还是多个、是否发生了淋巴结转移、淋巴结转移的范围、是否发生远处转移、肿瘤的基因突变情况等，这个问题要针对每一个患者，具体情况具体分析。

3. 甲状腺髓样癌会有什么症状

一般来说，肿瘤小的时候，患者一般不会有任何感觉。很多患者都是在体检时做了甲状腺的 B 超，而后发现了自己有甲状腺结节，进而发现自己患有甲状腺癌。当肿瘤逐渐增大，会出现相应的局部症状，例如自己在镜子前看见自己脖子正前方那里长了一个包块或者自己摸到了一个包块；当肿瘤出现了颈部淋巴结的转移，可能患者在脖子两侧也能摸到肿大的包块；当肿瘤侵犯了喉返神经，患者会出现声音嘶哑的症状；20%~30% 的患者还会有腹泻的症状。如果患者的甲状腺髓样癌是比较少见的类型，那么他可能还会伴有高血压、骨痛、骨折、皮肤病变等。

4. 怎样知道自己的甲状腺癌是不是髓样癌

如果你已经发现自己的甲状腺有了结节，那么请你也抽血查一下甲状腺功能，看看里面的一项指标——降钙素——有没有升高。记得跟医生说要查"甲状腺功能全项"，因为我们常说的"甲状腺功能五项"或"甲状腺功能三项"里并不包含降钙素。如果你的降钙素没有升高，那么恭喜你，这样几乎可以排除你患有甲状腺髓样癌。如果降钙素确实有升高，那么就要继续做一项检查——超声引导下甲状腺细针穿刺，也就是在 B 超的引导下，取一些甲状腺结节的细胞在显微镜下观察，大多数情况下做完这项检查就能确定你有没有患有甲状腺髓样癌了。另外，如果你的家人同样具有甲状腺髓样癌的病史，那么你也要注意了，你的甲状腺结节也更有可能是髓样癌。最终确诊甲状腺髓样癌的"金标准"就是手术后的大病理啦，也就是手术切除的肿瘤在显微镜下进行的诊断。

5. 为什么会得甲状腺髓样癌

甲状腺髓样癌的发生与一种基因的突变息息相关，这个基因叫作 *RET* 基因，*RET* 基因位于人类的第 10 号染色体上，当 *RET* 基因发生突变后，细胞会发生一系列变化，这些变化会促使细胞发生恶变，促进肿瘤的发生发展，最终形成甲状腺髓样癌。而 *RET* 基因不同位点的突变也会使患者患有不同恶性程度、不同临床表现的甲状腺髓样癌。

6. 甲状腺髓样癌可以预防吗

我们知道，甲状腺髓样癌是由于 *RET* 基因突变导致的，到目前为止导致 *RET* 基因发生突变的原因尚不可知，那么我们想要预防甲状腺髓样癌可以说是无从下手。不论是吃加碘盐还是不加碘盐，不论有没有得过甲状腺疾病，这些与甲状腺髓样癌的发生发展都没有什么太大关系。但无疑的是，保证健康的生活作息习惯，适当运动，体重不要超标，保持心情愉快，这些对维持身体的健康和抑制肿瘤的发生会起到一定的积极作用。

7. 听说髓样癌会遗传，是真的吗

确实，有些甲状腺髓样癌是具有家族聚集性的，也就是患者的家里人可能有很多人都患有甲状腺髓样癌，如果你是这个家族的一分子，那么你就要警惕自己是否也患有甲状腺髓样癌。

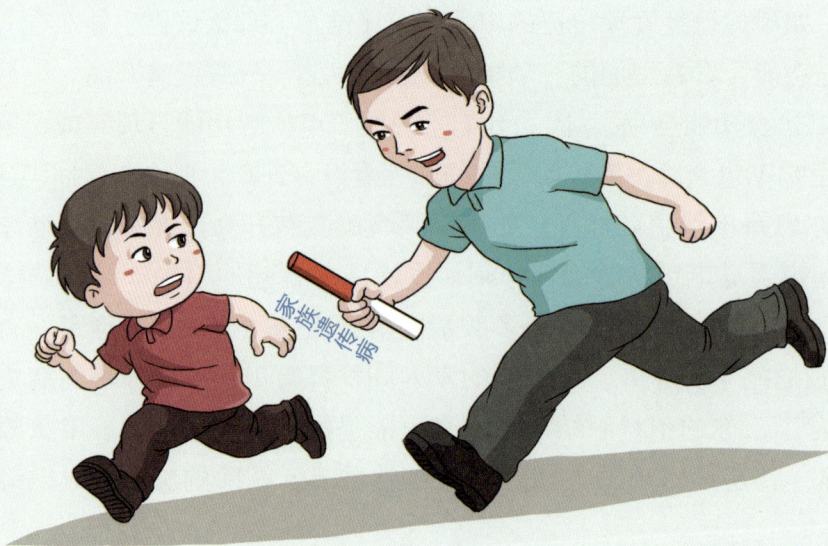

8. 甲状腺髓样癌的分类

甲状腺髓样癌分为散发型甲状腺髓样癌和遗传型甲状腺髓样癌，散发型甲状腺髓样癌约占所有甲状腺髓样癌的 3/4，也就是大多数患者都是散发型患者。散发型甲状腺髓样癌也就是我们最常提及的髓样癌，患者仅在甲状腺和颈部淋巴结出现相应病变，而无身体其他部位的变化，并且不会"遗传"给后代。而遗传型甲状腺髓样癌就是那种会"遗传"的甲状腺髓样癌，患者不仅会在颈部出现肿瘤，身体其他器官也可能会出现一定的病变。

9. 如何区分是散发型甲状腺髓样癌还是遗传型甲状腺髓样癌呢

这就需要从上文所说的甲状腺髓样癌的致病原因——*RET* 基因的突变类型来区分了，50% 的散发型甲状腺髓样癌的肿瘤会出现 *RET* 基因的突变，也就是说如果肿瘤内没有发生基因突变或仅在肿瘤内发生了 *RET* 或其他基因突变，就是散发型甲状腺髓样癌。而遗传型甲状腺髓样癌的患者会具有胚系 *RET* 基因突变的特征，也可以说这种突变是从"娘胎"里带的，是由于生殖细胞发生了 *RET* 基因突变，使得患者通常全身所有细胞都具有这种突变，也基于此，患者通常还同时患有其他疾病。而散发型和遗传型的甲状腺髓样癌的检查、治疗、复查和预后等都有很大的区别，区分患者是散发型还是遗传型甲状腺髓样癌就显得尤为重要。虽然患者家族中仅有 1 人发病，但怎么知道他到底是真的散发型患者还是此家族中发病的第一人呢？所以，我们建议只要是诊断为甲状腺髓样癌的患者都要进行 *RET* 基因检测。

10. 什么是多发性内分泌腺瘤病 2 型综合征

遗传型甲状腺髓样癌通常会与"多发性内分泌腺瘤病 2 型综合征（MEN2 综合征）"同时存在，甚至很多患者会更先出现 MEN2 综合征的症状后发现甲状腺髓样癌的存在。MEN2 综合征是指身体内有多个内分泌腺体同时发生了肿瘤，发生肿瘤的腺体通常为甲状腺、甲状旁腺和肾上腺，发生肿瘤的腺体会有功能异常的表现，分泌的激素通常会导致机体的内分泌功能紊乱，从而使患者出现相应的临床症状。MEN2 综合征可以分为两大类：MEN2A 及 MEN2B，MEN2A 约占 MEN2 的 95%。MEN2A 又可以细分为 4 种：①经典型 MEN2A；②伴随皮肤苔藓淀粉样变（CLA）的 MEN2A；③伴随先天性巨结肠（HD）的 MEN2A；④家族性非多发性内分泌肿瘤性甲状腺髓样癌（FMTC）。各种类型的具体的临床表现详见下文。

11. 多发性内分泌腺瘤病 2A 型综合征会有哪些表现呢

最常见的多发性内分泌腺瘤病 2A 型综合征（MEN2A 综合征）为"经典型 MEN2A"，主要表现为患者除患有甲状腺髓样癌外，还患有嗜铬细胞瘤（PHEO）和 / 或甲状旁腺功能亢进（HPTH），PHEO 的表现主要为高血压，而 HPTH 主要表现为血液中甲状旁腺激素升高，血钙升高，继而可能出现骨折和骨痛。伴随皮肤苔藓淀粉样变（CLA）的 MEN2A 主要表现为患者除患有甲状腺髓样癌外，脊柱 T_2~T_6 对应的背部肩胛区皮肤病损并瘙痒，也就是患者的背部皮肤会出现像类似"鸡皮"那种皮肤病变，瘙痒并可能伴有色素沉着。伴随先天性巨结肠（HD）的 MEN2A 占 MEN2A 的 7%，主要发生于幼儿，患儿可能会出现顽固性便秘、腹胀，使得患儿食欲下降，逐渐消瘦、贫血，导致发育明显差于同龄正常儿童。家族性非多发性内分泌肿瘤性甲状腺髓样癌（FMTC）的患者通常带有胚系 RET 基因突变，但无嗜铬细胞瘤和甲状旁腺亢进的表现。

12. 多发性内分泌腺瘤病 2B 型综合征会有哪些表现呢

具有 MEN2B 综合征的患者，除患有甲状腺髓样癌外，一半的患者会伴有嗜铬细胞瘤，并且还表现为特征性马方综合征外貌、眼部异常、骨骼畸形、消化道梗阻及其他临床表现。如果对这类患者进行抽血基因检测，会发现 MEN2B 综合征中患者的 RET 基因突变类型为 M918T 突变，具有 MEN2B 症状的髓样癌是在所有甲状腺髓样癌类型中病情进展最快，预后最差的一类。

13. 髓样癌该怎么治疗呢

手术是甲状腺髓样癌的唯一治疗方法，传统的化疗和放疗都对它没有效果。对于乳头状癌来说可能需要的内分泌治疗和碘治疗，对于甲状腺髓样癌来说都是没有效果的。所以患者一旦确诊为甲状腺髓样癌，彻底的手术是十分必要的。对于局部晚期没有办法进行手术的患者或者已经发生远处转移的患者，颈部的手术并不能切除全部的肿瘤。这时可以尝试服用一些小分子酪氨酸酶抑制剂，例如凡德他尼、卡博替尼、乐伐替尼和安罗替尼等，其中凡德他尼和卡博替尼已被欧美批准用于局部晚期或远处转移性甲状腺髓样癌的临床治疗，可惜的是，这两种药物目前在国内并没有上市。

14. 甲状腺髓样癌术前需要准备什么

对于散发型甲状腺髓样癌患者来说，除一般手术前需要进行的常规检查外，术前还需抽血检查血清降钙素（CT）和癌胚抗原（CEA），并进行甲状腺颈部 B 超和颈部 CT 的检查，必要时进行喉镜检查，同时，不要忘记进行基因检测。但如果是家族性髓样癌的患者，并伴有 MEN2 的症状，那么术前还需要检查一下是否合并嗜铬细胞瘤和甲状旁腺增生，嗜铬细胞瘤一般通过抽血化验血浆肾上腺素、去甲肾上腺素和/或采尿化验 24 小时尿儿茶酚胺和肾上腺CT 或 MRI 来判断。如果的确患有嗜铬细胞瘤，我们建议患者要先进行嗜铬细胞瘤的手术，再进行甲状腺手术。

15. 手术的范围有多大

如果已确诊为甲状腺髓样癌，那么很抱歉，甲状腺的全部切除是不可避免的了。但也有少部分医生认为，如果肿瘤病灶较小且为单侧病变的散发型髓样癌患者，可以进行甲状腺腺叶切除，也就是切除病变那一侧的甲状腺，保留另外一侧的甲状腺，但这种理论尚没有足够的临床研究数据支持。

除此之外，髓样癌患者不仅要进行甲状腺全切的手术，还需要进行双侧的中央区淋巴结清扫。如果术前已发现侧颈有淋巴结的转移，那么还要进行侧颈淋巴结的清扫，单侧转移清扫单侧，双侧转移就要清扫双侧。如果术前的CT 检查怀疑上纵隔的淋巴结也有转移，那么患者还将面临上纵隔淋巴结清扫的手术。

16. 髓样癌术后，应该复查些什么呢

患者术后需要定期进行影像学检查，包括颈部 B 超、颈部 CT 和胸部 CT 等，用以判断是否有肿瘤残余以及是否出现肿瘤复发。此外，甲状腺全切术后，患者需常规服用优甲乐补充甲状腺激素，所以患者需要定期复查甲状腺功能，以便及时调整服药的剂量。同时也要关注血清降钙素和癌胚抗原的水平，血清降钙素不仅能够在髓样癌的术前诊断时发挥至关重要的作用，在判断患者手术治疗效果和复发转移中也处于举足轻重的位置。如果患者术后血清降钙素和癌胚抗原的水平很快降到了正常以下，那么手术治疗效果可以说是非常好，10 年的存活率可以达到 95%~97%。但并不是所有患者术后血清降钙素和癌胚抗原

都能够降至正常，甚至会逐渐升高，这时就要警惕肿瘤复发的可能性，要积极进行影像学检查，包括颈部超声、颈胸部 CT、骨扫描等，甚至必要时进行 PET/CT 的检查。

（王佳鑫）

十六、甲状腺未分化癌

甲状腺未分化癌虽然发病率较低，但却是甲状腺癌中侵袭性最高的一种类型，也是全身所有恶性肿瘤中进展最快的肿瘤之一，病情进展迅猛，易转移，且易在颈部形成巨大包块堵塞呼吸道，导致患者死亡。一旦诊断为甲状腺未分化癌，要尽早进行手术治疗。

1. 什么叫作未分化

我们知道肿瘤分为良性肿瘤和恶性肿瘤，恶性肿瘤相较于良性肿瘤来说最突出的特点是具有局部浸润和远处转移的能力，但对于同一类型的肿瘤来说，虽然都为恶性，它们之间局部浸润和远处转移的能力也各不相同。这就与肿瘤本身的分化情况有关系，肿瘤的分化程度大概可以分成4类：高、中、低和未分化，这4类分化程度依次降低。高分化的肿瘤可以算是肿瘤内的"美女帅哥"，肿瘤细胞排列得比较整齐，每一个细胞长得都比较像，这种肿瘤相对来说恶性程度就会低一些。而分化程度越差，肿瘤细胞"长得越丑"，肿瘤细胞排列杂乱无章，每一个细胞之间也各不相同，恶性程度也就越高，肿瘤增长得就越快，越容易发生局部侵犯和远处转移。那么"长得最丑"的肿瘤就是未分化癌了。

2. 哪些病是甲状腺未分化癌，甲状腺未分化癌发病率高吗

严格意义上的甲状腺未分化癌的肿瘤细胞呈现未分化的状态，但甲状腺仍有少部分病理类型也并不属于另外三大类型（乳头状癌、滤泡状癌和髓样癌）的甲状腺癌，例如原发于甲状腺的鳞状细胞癌、大细胞癌、小细胞癌和肉瘤等，因其发病率极低，我们并没有把它们归类到具体某一类别当中，但因其与甲状腺未分化癌的临床表现十分相似，病程进展都十分凶险，患者的预后也相近，我们在临床上会将其当作甲状腺未分化癌来治疗，会应用甲状腺未分化癌的治疗原则来治疗它们。

甲状腺未分化癌虽恶性程度高，但庆幸的是发病率并不高，约占甲状腺癌的1%。

3. 甲状腺未分化癌严重吗

甲状腺癌的恶性程度很高，大约只有一半的患者能够生存 5 个月，而大约只有 1/5 的患者能够生存至一年。所有的甲状腺未分化癌都是临床Ⅳ期的患者，也就是晚期的患者，不论肿瘤有多大或是否发生了转移。而甲状腺未分化癌又可以细分为ⅣA、ⅣB、ⅣC 三期：如果肿瘤局限在甲状腺内，且没有发生淋巴结和远处转移，这种甲状腺未分化癌处于ⅣA 期；一旦发生远处转移，则归类为ⅣC 期，其余的未分化癌则为ⅣB 期。有研究显示ⅣA 期患者的一年生存率为 72.7%，ⅣB 期的患者一年生存率为 24.8%，而ⅣC 期的患者一年生存率仅为 8.2%。

4. 有哪些因素能够影响甲状腺未分化癌的预后呢

现在国内外对影响未分化癌预后的因素已经进行了大量的研究，虽然每一个学术中心得到的结果不尽相同，但还是有一些共性。例如，甲状腺原发灶的肿瘤越小，那么患者的预后会越好；患者的年纪越小，预后也会相对更好；肿瘤没有发生远处转移，患者的存活时间也会更长。类似的，对预后会产生积极影响的因素还可能有性别、肿瘤向周围侵犯的程度、肿瘤是否也含有其他分化型甲状腺癌、手术切除的范围，甚至有研究显示一个人的社会经济地位也会对他的生存时间产生影响。

5. 为什么会得甲状腺未分化癌

目前，甲状腺未分化癌的发病原因尚不可知，但有大量学者对其发病原因进行了猜想。有很多患者在确诊为甲状腺未分化癌之前已被诊断为分化型甲状腺癌或低分化甲状腺癌，并且有些患者的甲状腺未分化癌的肿瘤内仍含有相当一部分的分化型甲状腺癌的组织，因此有些学者推断未分化癌是从分化好的甲状腺癌逐渐去分化而来的。也有大量学者对甲状腺未分化癌的肿瘤进行了基因检测，发现甲状腺未分化癌内存在多种基因的突变，如 *P53*、*BRAF*、*TERT*、*PI3KCA*、*PTEN* 或 *RAS* 等，这些关键基因的突变会导致细胞激活一系列的下游信号通路，并最终导致一个正常细胞转变成了一个恶性的肿瘤细胞。

6. 怎样知道有没有得甲状腺未分化癌

当怀疑有甲状腺结节后，首先需要进行颈部 B 超的检查，检查是否有结节以及结节的性质、大小及位置等；如果符合穿刺标准，医生将会建议患者进行超声引导下细针穿刺的检查；如果患者具有短期肿瘤迅速增大的病史，这时医生可能会推荐患者做超声引导下粗针穿刺的检查。这两种检查的目的都是取出甲状腺结节的部分细胞或组织在显微镜下进行观察，这时基本上就可以知道自己的结节是良性还是恶性，如果诊断为恶性，在显微镜下也可以初步判断肿瘤的病理类型。

7. 甲状腺未分化癌会有什么症状呢

甲状腺未分化癌最典型的临床表现是颈部短时间内迅速出现一个肿大的包块，这种肿块很硬，位置又比较固定，并且会很快侵犯周围的正常组织。有些患者的甲状腺由于肿瘤的侵犯，甲状腺自身的功能会出现变化，可能会出现畏寒、乏力等甲状腺功能减退的症状，有些患者会出现怕热、手抖、多汗等甲状腺功能亢进的症状。如果肿瘤侵犯了甲状腺的"邻居"——甲状旁腺，那么则有可能出现高钙血症的症状。肿瘤如果侵犯了一侧的喉返神经，那么可能会出现声音嘶哑的症状，但如果双侧的喉返神经都被肿瘤侵蚀，那么患者会出现憋气的症状，这时紧急的气管切开是非常必要的。如果肿瘤侵犯了其他的周围组织，如颈内静脉、颈总动脉、食管或气管等部位，都会出现相应的症状。

8. 甲状腺未分化癌需要做基因检测吗

目前国际上的指南并没有推荐甲状腺未分化癌需要进行基因检测，但我们仍然建议甲状腺未分化癌的患者最少要进行"BRAF"单基因的检测。美国的食品和药品监督管理局（FDA）已经建议甲状腺未分化癌的患者如果具有 BRAF 基因的突变，那么可以使用达拉非尼和曲美替尼两种药物联合治疗，这两种药联用在临床上已显著延长了具有 BRAF 突变的甲状腺未分化癌患者的生存时间，而这两种药终于也在 2020 年进入我国，相信在不远的将来，我国会有大量的甲状腺未分化癌患者因这两种药物获益。

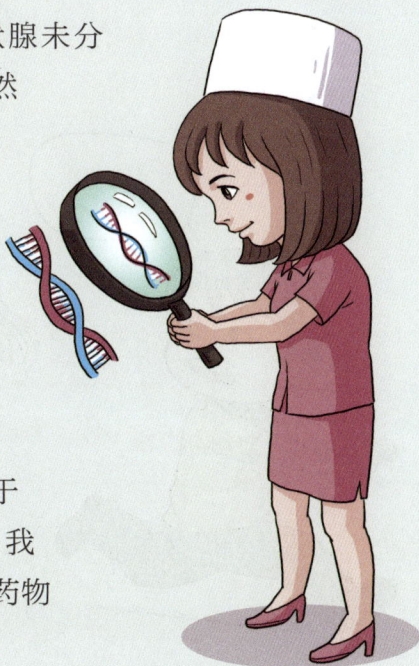

9. 甲状腺未分化癌术前需要做什么检查呢

由于甲状腺未分化癌的患者大多数都是老年人，那么需要对患者的身体状况进行一个全面的评估，包括血常规评估是否有贫血、血小板的数量是否足够、白细胞是否升高，还要包括全面的生化检查，包括电解质、肾功能、肝功能、甲状腺功能和甲状旁腺功能。此外，为了进行手术还要进行凝血功能和血型的检查。术前需要对肿瘤的位置和大小进行评估，那么就需要进行颈部 B 超、颈部 CT 和胸部 CT 的检查，同时建议进行 PET-CT 的检查，这样能够全面评估肿瘤是否发生了转移和转移的部位。此外，还需要进行喉镜检查，评估患者的声带情况，这也可协助判断肿瘤侵犯的深度。有时还需要做气管镜和食管镜的检查，判断气管和食管有没有受侵。

10. 如果得了甲状腺未分化癌，该怎么治疗呢

首先，医生会对患者进行全面的评估，包括身体状态和肿瘤情况。

如果患者的身体状况能够耐受手术，且肿瘤并没有侵犯重要的器官，那么手术将是第一要务。因为甲状腺未分化癌的进展十分迅速，手术的时机也是越快越好。手术后，需要尽快进行放射治疗，这对于控制局部的复发可能会起到一定的积极作用，但也有很大一部分患者在放疗期间就很快出现了肿瘤复发的表现，也就是说放疗也没有控制住肿瘤的发展。

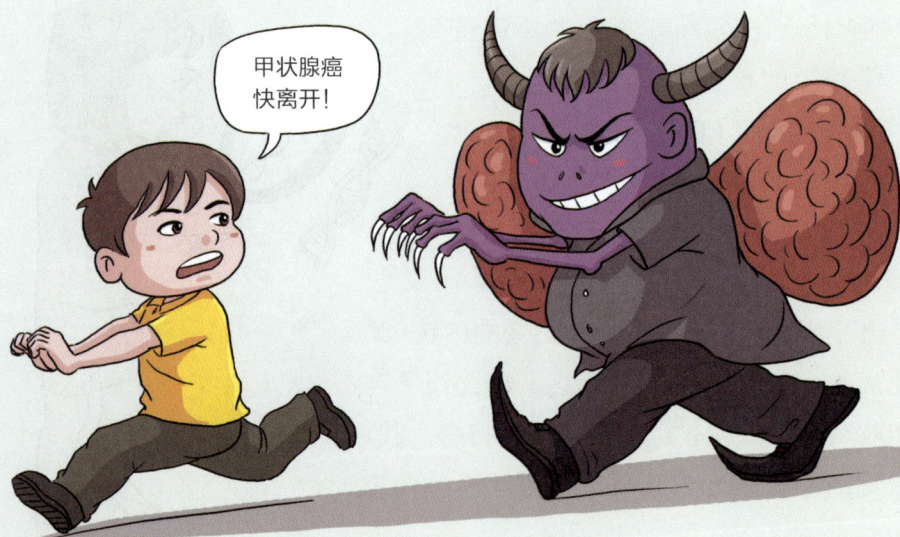

　　如果肿瘤已经侵犯了比较重要的部位，手术也无法切除干净肿瘤的话，这时也许可以尝试先进行放化疗，有国外的学者报道，大约1/5的患者能够在放化疗后有机会进行手术治疗。

　　但如果肿瘤已经发生转移，目前为止国内外尚没有明确的治疗方案能够有效地控制甲状腺未分化癌的发展，首先可以尝试参与临床试验，如果没有合适的临床试验可以参与，那么可以尝试应用紫杉醇、多西他赛、多柔比星、顺铂、卡铂等化疗药单药或多药联合治疗，也可以尝试应用乐伐替尼、安罗替尼等抗血管生成靶向药，有些治疗机构也会尝试与抗PD-1的免疫治疗药物联合应用。未分化癌治疗的道路目前还在摸索阶段，大量的临床试验正在进行中，我们盼望着甲状腺未分化癌被早日攻克的那一天。

（王佳鑫）

十七、甲状腺癌的内分泌治疗

1. 甲状腺激素作用是什么

甲状腺是人体最大的内分泌器官，主要分泌甲状腺激素，包括 T_4 和 T_3。在人体中，甲状腺激素作用于机体的所有组织和器官，对生长发育、代谢、生殖以及组织分化等各过程均有作用。尤其对婴幼儿的生长发育和神经系统的完善起着至关重要的作用。在生命早期缺乏甲状腺激素会导致身体发育不充分：个子矮小、外貌丑陋、水肿，同时伴有智力低下（俗称呆小病）；成年人甲状腺激素缺乏会造成全身水肿、反应慢、贫血、怕冷或便秘；育龄妇女会出现妊娠风险，甚至会发生胎儿发育不良的严重妊娠不良结局。在生命的全过程中，都需要甲状腺激素的全程参与各项生理活动，甲状腺激素是保持正常生命活动所必需的激素之一，严重的甲状腺激素缺乏甚至会导致昏迷，威胁生命。

2. 甲状腺激素缺失后会出现什么问题，药物可以替代吗

甲状腺激素是人体正常分泌的激素，平时在脑神经细胞的共同作用下，维持在一个相对来说不小的幅度。体内甲状腺激素正常水平的维持对人体神经系统、心血管系统、消化系统和骨骼系统等功能具有重要的作用。当甲状腺被部分或全部切除后，甲状腺功能会有部分不足甚至是全部丧失的情况，从而会影响机体的多项功能。比如会出现不同程度的怕冷、乏力、便秘或反应慢；对于儿童，甚至会影响神经系统的发育，出现智力损害和生长发育障碍，俗称呆小病。无论哪个年龄段，切除甲状腺后要及时地检查甲状腺功能，及时发现存在的功能减退并及时进行补充或替代治疗（指甲状腺全切术后完全没有功能，需要服用药物来替代甲状腺的功能），完全可以保证机体的健康状态。

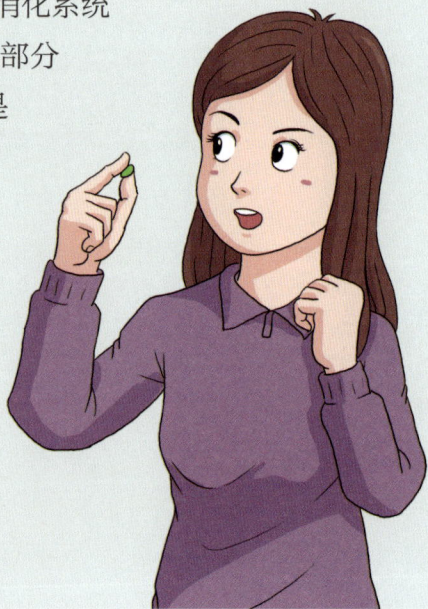

3. 甲状腺切除后，药物的替代会有副作用吗

因为甲状腺激素是人体正常分泌的激素，也是人体代谢所必需，正常服用是没有副作用的，但是，过量服用会导致药物性甲状腺功能亢进症，例如出现心悸、多汗等表现。所以需要根据抽血化验甲状腺功能，将甲状腺激素的水平调整到我们需要的范围。

4. 甲状腺全切术后药物替代治疗的剂量会因患者的年龄、体型及性别有所区别吗

甲状腺全切除术后甲状腺激素的替代治疗剂量会因患者年龄、体型或性别等情况有所不同，甚至在妊娠期需要的剂量也会有所改变。一般说来，年龄越小需要的单位体积-剂量越大，老年人的需要量相对会少一些，甚至因为老年人常合并冠心病、骨质疏松等原因，需要小心使用并适当减少药物剂量来避免药物副作用的产生。使用的药物剂量和患者的体重有一定的相关性，整体来说，体重大的人服用的剂量会多些，形体消瘦的人用量会少一些。男性用量稍多于女性。但是，所有的药物用量都需要抽血化验甲状腺功能来评估剂量的合适范围，没有一个一成不变的公式来换算药物的实际应用量。

有部分较早期手术的甲状腺癌，病灶小且无腺外侵犯等情况，若只做了甲状腺单侧切除术，长期观察没有复发，术后甲状腺的功能足以维持人体正常生命活动所需，且达到医学上所要求的范围，也可以停止口服甲状腺激素的补充治疗。

5. 在药物替代的过程中需要检查吗，频率是什么样的

在药物替代甲状腺激素治疗的过程中需要定期复查甲状腺功能，以了解自己体内激素的水平是否在要求的范围内，并根据甲状腺功能的结果进行药物剂量的调整。由于服用的药物（左甲状腺素）半衰期比较长，为7天左右，而且一般我们常说的下丘脑-垂体-甲状腺轴的平衡需要的时间也比较长，综合起来，一般4~6周进行一次药物剂量的调整比较合理。如果改动了药物剂量，在随后的4~6周需要再次抽血检查甲状腺功能，根据结果决定是否需要继续调整用药。当药物剂量基本调整完毕、甲状腺功能稳定后，一般无需频繁监测，通常在冬天最冷的时候和夏天最热的时候各抽血检查一次即可。有的患者可能会出现夏天使用的药物剂量少一些，冬天使用的剂量大一些，这都是可能出现的情况，尤其是做了甲状腺全切术的患者。

6. 甲状腺激素药多服用或少服用会出现什么问题

任何药物的服用原则上都要遵从医嘱，听从医生的安排。甲状腺全部切除后，身体内甲状腺激素水平的维持需要依赖外源性药物的补充，无法自主合成并调节来适应机体的生理活动及外部环境的变化。服用药物剂量过大会产生药源性甲状腺功能亢进症，出现烦躁、怕热、出汗或心悸等症状，长时间不纠正，严重的会有心律失常或骨质疏松等副作用的出现。如果漏服药物，会因为药物剂量不够、体内激素不足，无法维持正常的生理功能，出现甲状腺功能减退症，表现为乏力、全身水肿、面色苍白、怕冷、皮肤干燥无汗、大便秘结以及心悸等症状。长时间的漏服药物，可能会导致甲状腺激素的严重缺乏，甚至可能在一个普通感冒或是其他诱因下出现意识障碍、昏迷或休克，严重者会危及生命。

7. 不小心药物漏服了怎么办

若是能及时发现昨天忘记服用，则第二天补足漏服的药物就可以了。若是接连几天漏服药物，由于左甲状腺素药物半衰期比较长，为7天，这样可以在一周内把未服用的剩余药物在余下的日子里平均服完。

8. 怎么减少服药的差错

我们一般需要按医嘱服药。但是，日常生活中难免会出现差错。那么，可以设立一些小小的检查机制来防止自己出现多服药或少服药的情况：每日服药时间相对固定，药品放置地方显眼且固定，养成习惯后就不容易出现漏服，会和刷牙洗脸一样成为日常、固定的模式。但是，还是需设立检查机制，尽可能地减少服药差错：可以提前把一周需要服用的药计算预留出来，周六的时候进行检查，看看这周还剩多少药，则可以检查计算出一周服药剂量的准确性。

9. 如何服用甲状腺激素（左甲状腺素），有忌口吗

该药应该空腹服用，服药后半小时甚至是一小时后才能进食早饭，而且早饭尽量不要有杂粮等富含粗纤维的食物，包括各种杂粮粥、全麦面包、全麦馒头或山药土豆等，部分敏感的患者甚至在早餐时过多地摄入富含食物纤维蔬菜，也会影响药物的吸收，患者可以将杂粮放在午饭或晚饭中。钙剂和铁剂也可以影响左甲状腺素的吸收，早餐后也不宜服用含铁剂和钙剂，可将含铁剂和钙片改在中午饭后服用。

10. 甲状腺切除术后还能怀孕吗，如何准备

甲状腺切除术后是可以怀孕的。甲状腺切除后是需要用甲状腺激素进行替代治疗的，根据甲状腺原发疾病的病变程度及个体的差异，药物的剂量会有不同，主要是根据血清促甲状腺激素（TSH）的范围来进行调整。一般建议术后进行甲状腺激素替代治疗的患者，需要甲状腺功能至少平稳 6 个月后再怀孕。甲状腺癌一般需要抑制治疗，TSH 水平需要调整至低于正常值。但是，由于患者的激素是外源性补充的，应该在计划妊娠前再次抽血化验甲状腺功能以确保 TSH 等数值符合甲状腺术后和妊娠的两种要求，以确保整个妊娠期的安全。

如果计划怀孕，原先服用的是甲状腺粉剂，建议将甲状腺粉剂换成左甲状腺素治疗，因为前者的有效成分构成不稳定，即片中 T_3 和 T_4 含量的百分比不稳定，随产地等变化而变化，而且甲状腺粉剂的 T_3/T_4 比值高于正常生理状态，不符合机体代谢和生理功能的稳定，不利于妊娠期药物的调整。

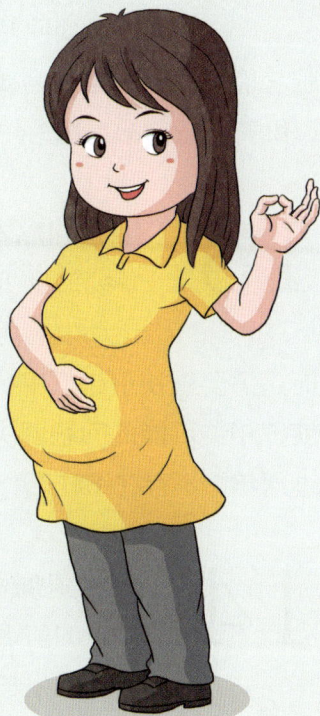

11. 甲状腺癌术后的患者，怀孕后需要注意什么

甲状腺癌术后替代所需的甲状腺激素一般比甲状腺功能减退症患者所需要的多，即 TSH 抑制的程度更低，低于妊娠所需标准，故妊娠后维持原治疗 TSH 要求指标即可。通常妊娠后甲状腺激素（左甲状腺素）的需要量会有一定程度的增加，为 20%~30%，甚至有部分患者需要增加更多的剂量。所以，发现停经后，需要立即到医院确认是否已经怀孕，并到内分泌科进行甲状腺功能的监测，根据甲状腺功能进行药物剂量的调整。妊娠的早、中、晚期左甲状腺素的剂量会有不同程度的增加，所以妊娠后应每 4~6 周监测一次甲状腺功能，并根据监测结果调整或保持原来的治疗方案。整个妊娠期间应保持甲状腺功能的监测。因为不同的医院或实验室，甲状腺功能使用的试剂可能有所不同，故在整个妊娠期该项检查应在同一个实验室进行，以保证检查结果的准确性和可比性。

12. 甲状腺癌术后的患者，分娩后需要怎么办

因为妊娠是个短期且特殊的阶段，分娩后，我们需将甲状腺激素的用量变回妊娠前的剂量，并在分娩后 4~6 周时到医院再次复查甲状腺功能，以了解是否需要调整剂量，进一步明确激素的正确用量。大部分人是可以维持妊娠前的剂量的。

13. 甲状腺癌术后的患者，妊娠时出现单纯的低 T_4 血症要纠正吗

单纯的低 T_4 血症可能增加妊娠不良结局的概率及影响后代的智力及运动发育等，但是，不建议也不推荐进行增加甲状腺激素的治疗，而是需要查找引起低甲状腺素的原因：如缺铁、碘缺乏或碘过量。最好在妊娠前就把相关可能的问题解决，如补充铁剂来改善铁缺乏。一般认为持续使用碘盐超过两年即不存在碘缺乏。

14. 甲状腺癌术后的患者，妊娠期间能更换药吗

妊娠的前 12 周，胎儿尚未长出完整甲状腺，因此无法依靠自己维持自身的生长发育，需要母体来提供相关激素，而妊娠的前 12 周也恰巧是胎儿重要器官的发育成长期。使用不同厂家的左甲状腺素可能会在同一个人身上出现不同的有效 TSH 水平，生物等效性的产品并不代表治疗效果也是等效的。在人体中，需要根据甲状腺功能来证明其是否具有等效性，而左甲状腺素半衰期长达 7 天，需要 4~6 周在血液中才能达到稳定，因此每 4~6 周才能进行一轮药物调整。妊娠中更换药物，可能不利于稳定的血药浓度的维持。所以，妊娠前调整好激素水平后，建议整个孕期服用同一药品，并且不要更改购药的地方，因为有的药店或小的药房，可能由于药品的储存条件不足，如药品储存的地方温度不达标或不恒温，会导致部分药品的效果打折扣，使得孕妇 TSH 出现波动，可能会对妊娠结局产生不良影响。

15. 儿童用药有什么不同吗

对于儿童来说，甲状腺激素对身体和神经系统的发育起着举足轻重的作用。已经接受甲状腺切除的儿童患者更是应该及时补充足够的甲状腺激素来帮助完成正常的生长发育及智力发育。由于儿童期对甲状腺激素的需要比较敏感及苛刻，而且频繁的抽血化验可能对患儿有一定的困难，所以一旦

调整好甲状腺激素的用量后，不要随意更换药物的品牌。因为不同品牌的药物可能在生物利用度及其他方面存在一定的差异，更换药物的品牌可能会使血中激素浓度发生变化，一旦用药剂量不够则会影响孩子的生长发育，如身高较同龄人矮，甚至智力受影响，影响孩子的学习成绩。生长发育及智力的改变有时较为缓慢，不及时抽血化验无法觉察。儿童患者的单位体积用药量会较一般成年人需要量稍大些，调整剂量合适后也应遵循一年查两次甲状腺功能的原则，分别在最冷和最热的月份抽血化验，以了解有否季节性的用药差异，并及时进行调整。生长速度很快的孩子，也可以每 3 个月查一次，以了解甲状腺功能的变化是否跟得上生长发育的速度，并及时调整用药。

16. 老年人用药有什么需要注意的地方

对于老年人来说，整体的代谢趋于缓慢，需要的甲状腺激素剂量会较年轻人少。同时可能因为合并有冠心病、心功能不全或心律失常的问题，老年人在开始用药时及加药的过程中均应注意是否会出现胸闷、胸痛、憋气、心悸等症状。为避免上述情况的产生，应尽量采取小量起步、缓慢增加的办法，若出现不适，可以减量服用，适应一段时间后再逐步加量至目标剂量。老年人除了心脏的问题外还会有骨质疏松的问题，当进行甲状腺激素抑制治疗时，应充分考虑服药可能对它们造成的影响，可以适当予以相关的心脏药物及骨质疏松基本补充剂（如维生素 D_3、钙剂等），以缓解服用甲状腺激素可能带来的不良反应，并定期进行心电图、骨密度等检查以了解是否出现了相关的问题。由于老年人可能存在记忆力减退甚至是老年性的认知功能障碍，可能会出现漏服药物或多服药物的情况，此时需要他们的照料者给予更多的关注，比如每天按时监督服药，定期检查药物剩余的剂量，有助于早期发现问题并及时处理。

（林珊珊）

十八、甲状腺癌碘-131治疗

1. 甲状腺癌碘-131治疗是怎么回事

碘-131是一种放射性核素，与加碘盐中碘一样，它可以被甲状腺细胞和甲状腺肿瘤细胞吸收。但不同的是，它还可以发生放射性衰变，在衰变过程中发射出的贝塔射线（β射线）可杀伤肿瘤细胞。基于此原理，人们利用碘-131的放射性特性对甲状腺癌手术后残留甲状腺组织，以及隐匿的、残留的、转移的甲状腺肿瘤病灶进行治疗。

2. 甲状腺癌手术后，都需要碘-131治疗吗

不是。甲状腺髓样癌和甲状腺未分化癌就不适合碘-131治疗，因为这两种癌的肿瘤细胞并不吸收碘-131。当然，甲状腺乳头状癌和甲状腺滤泡癌术后也不是都需要碘-131治疗。甲状腺癌手术后，经核医学科医生对肿瘤复发风险评估，存在中、高危复发风险的患者才需要进行碘-131治疗。

3. 肿瘤复发风险评估，需要做哪些检查

除外肿瘤病理结果和手术记录，还需进行刺激状态下甲状腺球蛋白和甲状腺球蛋白抗体检测、甲状腺及颈部彩超、高锝（^{99m}Tc）酸盐显像或碘-131诊断性全身显像，必要时颈胸部CT和氟-18脱氧葡萄糖PET显像。

4. 甲状腺癌手术后，何时进行碘-131治疗

很少有文献研究甲状腺癌手术后碘-131治疗的最佳时间。无论患何种肿瘤，一旦诊断明确，原则上治疗宜早不宜迟。甲状腺癌手术后经评估需要进一步进行碘-131的患者，也应该遵循这个普适性原则。如遇特殊情况需要延后，建议与核医学医生沟通。

5. 碘-131 治疗前，需要做什么准备

患者需要做两个准备：停止服用优甲乐和进行低碘饮食，以提高碘-131 治疗效果。停止服用优甲乐 3~4 周后，患者将进入"甲减"状态，此时促甲状腺激素升高超过 30IU/L，这样有利于甲状腺肿瘤细胞吸收更多的碘-131。低碘饮食 2~4 周后，使患者身体处于"碘饥饿"状态，这同样是为了使更多的碘-131 被甲状腺肿瘤细胞吸收，这就好比饥饿的"鱼儿"更容易被"碘-131"钓上钩。

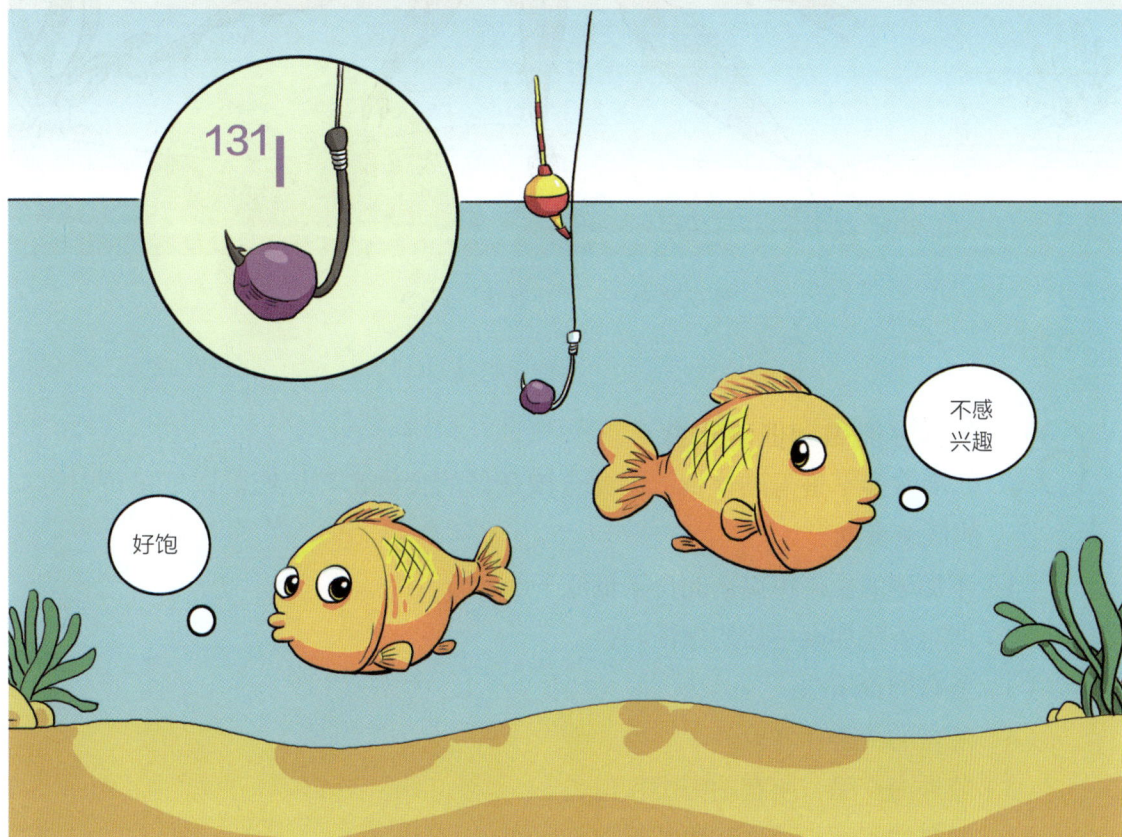

加碘盐和高碘饮食——"碘负荷"状态

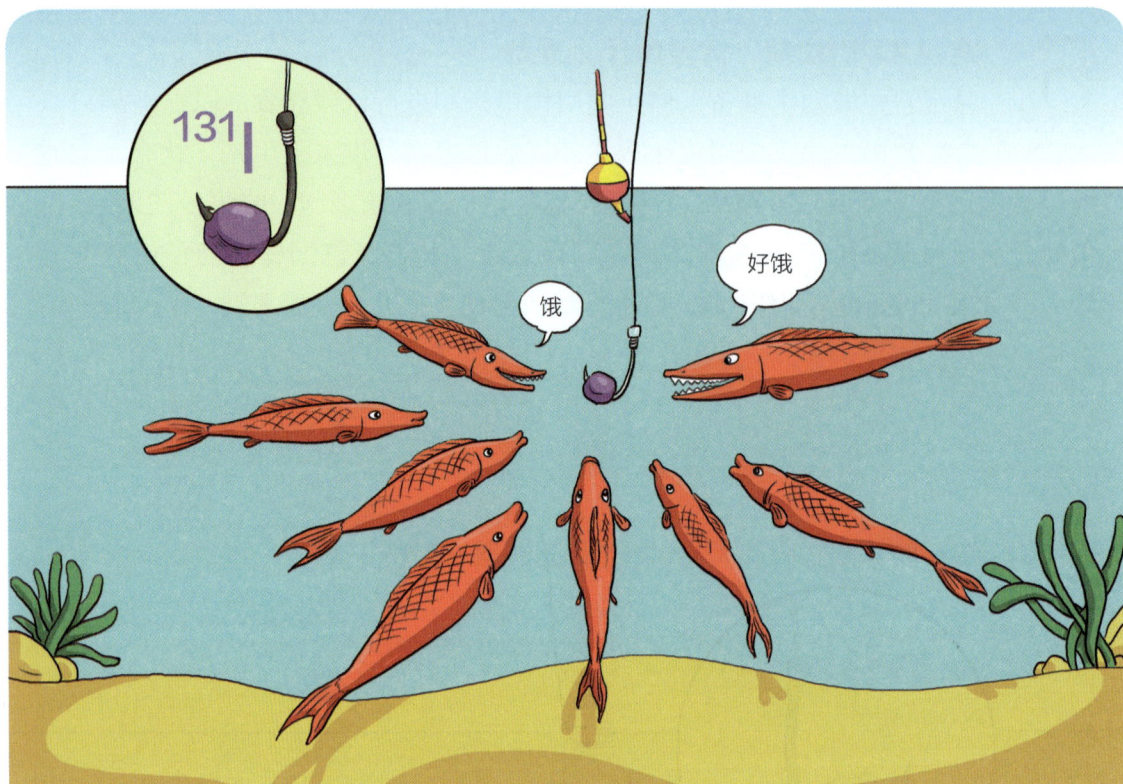

低碘饮食——"碘饥饿"状态

6. 怎样才能做到低碘饮食

低碘饮食不是无碘饮食，因此含碘量低的食物都可以吃。以下是可以吃的低碘食物：

（1）不加碘的盐（每克盐的含碘量低于 5μg）。

（2）所有不添加食用盐的烹饪调料。

（3）所有的食用油。

（4）所有的蔬菜和水果。

（5）除外海产品，所有的肉类和鱼类。

（6）所有的谷类、豆类和薯类等粮食作物。

（7）所有蛋类的蛋白。

低碘饮食看似很简单，用不加碘的盐做饭菜，不用各种添加盐的各种调料，不外出吃饭，不吃海产品。但还有许多添加食用盐（可能是加碘盐）的加工食品容易被忽略，例如糖果、干果、豆腐、挂面、面包等食品，以及添加人工合成的红色色素（可能高含碘）的各种食品、口红、药丸和胶囊等。请谨记以下 8 条建议：

（1）禁食所有海产品及其加工食品。

（2）禁食所有蛋类的蛋黄及加工食品。

（3）禁食所有奶类和奶制品。

（4）禁食配料表和营养成分表中含有食用盐 /Na（钠）的加工食品（可能含加碘盐）。

（5）禁食外购没有配料表和营养成分表的加工食品。在农贸市场购买的小作坊加工食品，一般都没有配料表和营养成分表，应将其视为可能含加碘盐食品。

（6）禁食添加色素的红色、橙色、棕色加工食品，或药物糖丸、或药物胶囊。

（7）禁饮井水（某些井水含碘量可能较高）。

（8）禁用含有碘的药物，如华素片（西地碘）、斯达舒（维生素 U）、胺碘酮、碘伏，以及醋酸丙瑞林微球（辅料含碘）等。

7. 碘 -131 治疗前，为什么需要做尿碘检测

虽然患者进行了低碘饮食准备，但是患者仍然可能误食误服高碘的食物、饮料以及药物。为确保患者完全处于"碘饥饿"状态，通过尿碘测定来验证患者低碘饮食是否达到了碘 -131 治疗要求。

8. 高锝（^{99m}Tc）酸盐显像和碘 -131 诊断性全身显像检查的目的是什么

两者的目的：了解甲状腺癌术后甲状腺残余情况；判断是否存在转移癌灶；有助于分析刺激状态甲状腺球蛋白异常升高的原因；协助制订治疗方案；预测碘 -131 治疗后消融效果。

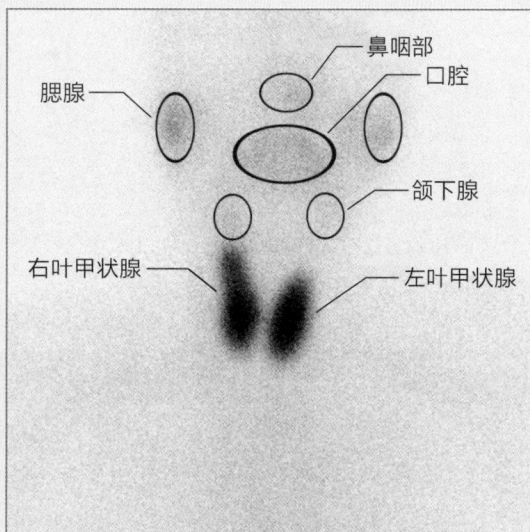

正常人甲状腺显影

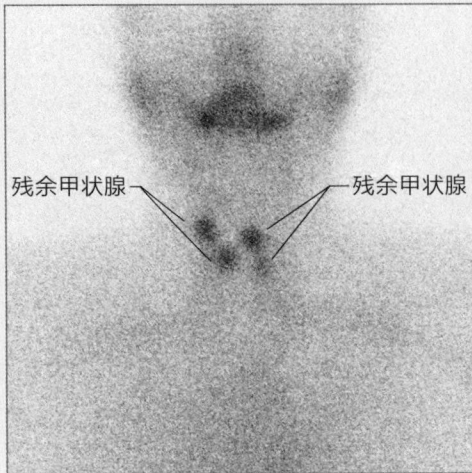

术后见残余甲状腺显影

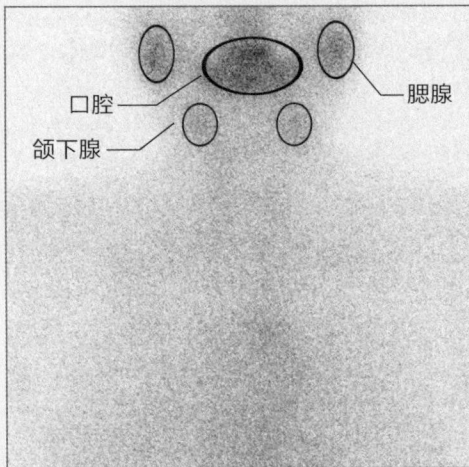

术后未见残余甲状腺显影

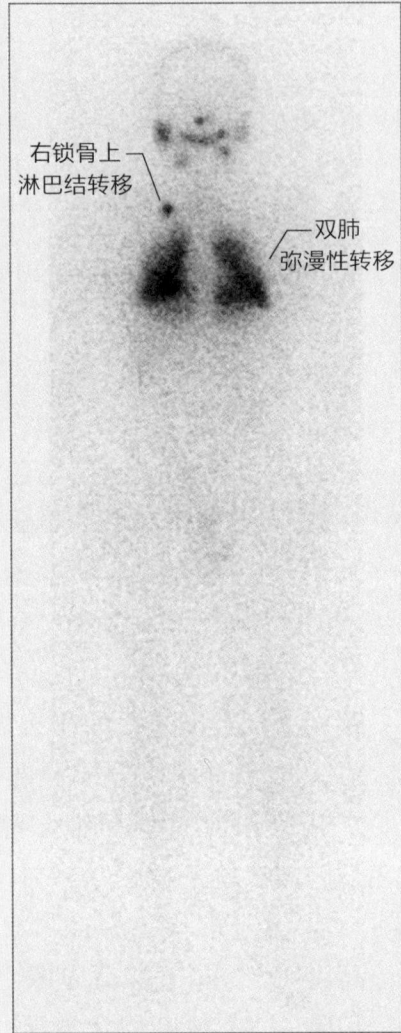

碘 -131 诊断性全身显像

两者的差异详见表 7。

表 7　高锝（^{99m}Tc）酸盐显像和碘 -131 诊断性全身显像的差异

	高锝（^{99m}Tc）酸盐显像	碘 -131 诊断性全身显像
显像剂	锝（^{99m}Tc）	碘（^{131}I）
剂量	5~10 毫居	3~5 毫居
给药方式	静脉注射	口服
方便性	方便[1]	不方便[2]

续表

	高锝（^{99m}Tc）酸盐显像	碘 -131 诊断性全身显像
临床价值	略低	高
顿抑效应[3]	无	可能存在

[1] 静脉注射 10~20 分钟后高锝（^{99m}Tc）酸盐显像。

[2] 口服碘 -131 后 24~72 小时碘 -131 诊断性全身显像。

[3] 顿抑效应是指因碘 -131 诊断性全身显像时低剂量碘 -131 辐射导致后续碘 -131 治疗时甲状腺残余组织和癌灶对碘 -131 摄取减少的一种效应。关于顿抑效应是否存在尚有争议。有文献报道低剂量碘 -131 诊断性全身显像不会产生顿抑效应。

9. 小剂量碘 -131 诊断性全身显像检查，患者也需要隔离吗

不需要。但是，仍然需要进行附带条件的限制性接触。具体可以参照推荐表（表 8）进行限制性接触。

表 8　患者与家庭成员、工作同事及公众等有条件的接触限制估算表

接触人群	正常接触距离（1m）		密切接触距离（0.1m）		睡觉接触距离（0.3m）	
	接触时间	开始时间	接触时间	开始时间	接触时间	开始时间
家庭成员（包括儿童、伴侣）工作同事	每天 12 小时	当天	每天 15 分钟	当天	每天 8 小时	第 13 天
			每天 30 分钟	第 2 天	每天 10 小时	第 15 天
			每天 60 分钟	第 9 天	—	—
公众 *（因公共交通、旅游等接触）	—	—	累计 4 小时	当天	—	—
			累计 8 小时	第 6 天		
			累计 12 小时	第 10 天		
终止限制时间	第 35 天	按照与 <1 岁的婴儿每天亲密接触时间 12 小时估算终止接触限制时间				
	第 30 天	按照与 1~6 岁的幼儿每天亲密接触时间 8 小时估算终止接触限制时间				
	第 23 天	按照与 >6 岁的儿童每天亲密接触时间 4 小时估算终止接触限制时间				

* 公交、地铁、高铁、飞机等公共交通出行或旅游时，与公众密切接触（按近距离 0.1m 计算），单次接触时间或连续几天累计接触时间超过限制累计接触时间时，患者应在途中更换座位或增加接触距离，以确保接触者所受到的辐射剂量不超过 1mSv（毫希沃特）。

说明：国际辐射防护委员会认为"公众受到的辐射剂量低于 1mSv（毫希沃特）时，任何人（包括孕妇和儿童）不会因此而导致任何损害。据此，按照家庭成员、同事和公众与患者接触所受到的辐射剂量不超过 1mSv（毫希沃特），并在特定的限制性接触距离上，计算得到限制性接触时间，开始时间和终止时间。

10. 与碘-131治疗患者接触所受到的低剂量辐射对人体是否造成危害

辐射无处不在。我们所生活的地球和宇宙自诞生以来，就存在大量辐射：①空气、饮水、食物中存在的氡气-222、钾-40、铀-238、钍-232以及镭-226等放射性核素；②乘坐飞机时，乘客在万米高空所受到的宇宙辐射是地面辐射的10~50倍。

人类每年受到来自地球和宇宙的辐射剂量约2~3mSv（毫希沃特）。有文献报道：生活在高辐射地区的居民不仅没有因高辐射而出现癌症发生率增高和寿命缩短，相反癌症相对风险和癌死亡率是降低的。例如，中国广东阳江地区居民每年的辐射剂量为6.4mSv（超过一次胸透检查的辐射剂量）、印度喀拉拉邦居民为35mSv，以及全世界辐射最高的地区伊朗拉姆萨尔地区居民为260mSv（相当于每年20次CT检查的辐射剂量）。

严格按照估算表所提供的辐射防护指导执行，与患者接触所受到辐射暴露剂量将不超过1mSv（毫希沃特），此辐射剂量仅为中国居民所受天然辐射年剂量的40%，安全系数较美国标准高5倍（美国的辐射剂量限值标准不超过5mSv）。因此，不会导致任何危害。

11. 甲状腺癌碘-131"清甲治疗""辅助治疗"和"清灶治疗"是怎么回事

虽然手术方式是甲状腺全切除术，但是有些外科医生为了避开甲状腺背后紧贴的喉返神经和甲状旁腺，会保留很少的甲状腺组织以防止喉返神经和甲状旁腺损伤。

碘-131"清甲治疗"是指利用碘-131清除甲状腺切除后残余甲状腺组织的放射性治疗，从而真正实现甲状腺全切除。

碘-131"辅助治疗"是利用碘-131清除临床上可疑的但还没有明确诊断的隐匿甲状腺癌灶的放射性治疗。

碘-131"清灶治疗"是采用碘-131清除临床上已明确诊断的甲状腺癌灶的放射性治疗。

出于碘-131治疗不同的目的，碘-131的治疗剂量也不相同。一般情况下，碘-131剂量"清灶治疗"＞"辅助治疗"＞"清甲治疗"。

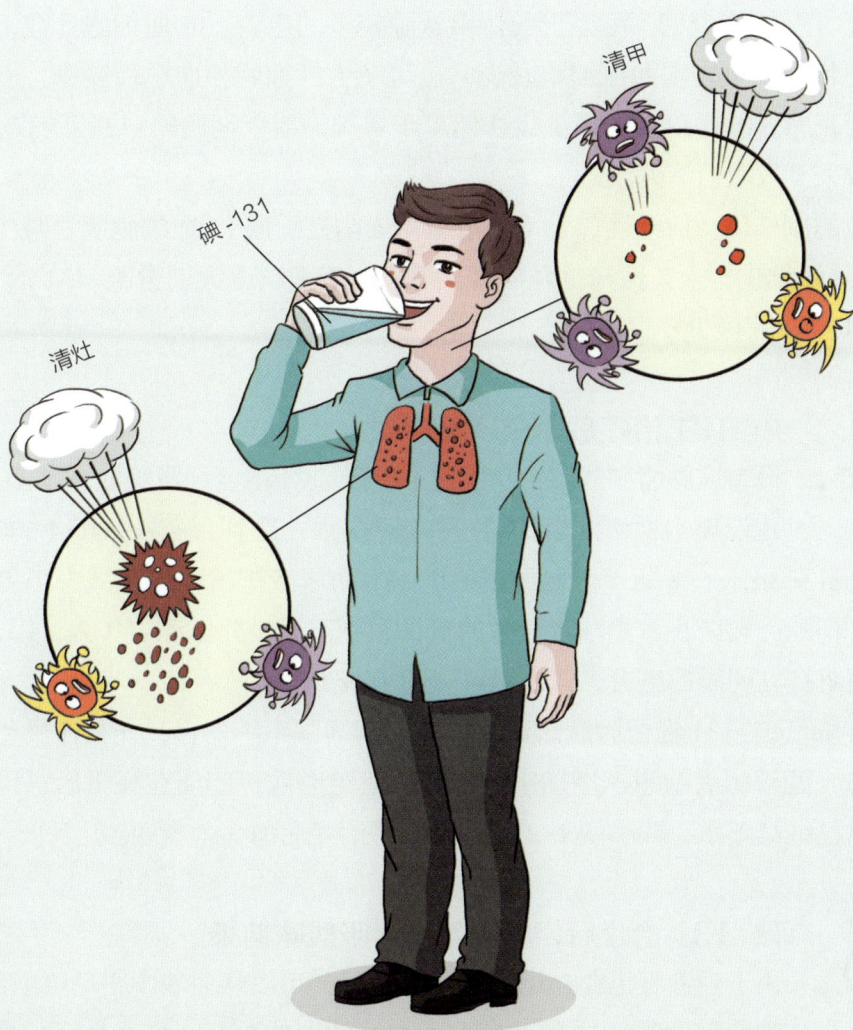

12. 碘 -131 治疗需要住院隔离多长时间

一般需要隔离 2~3 天。对于碘 -131 治疗剂量大的，或者存在肺转移的，或甲状腺残留较多的患者，可能需要隔离更长时间。

13. 碘 -131 治疗有什么副作用

常见不良反应：①胃部不适、食欲差、恶心等，少数患者可发生呕吐，一般持续 1~2 天后减轻消失，且较轻微；②唾液腺炎，表现为腮腺（位于耳前）或颌下腺（位于下巴下面）肿胀或胀痛，一般较轻微，不会持续超过 2 周；③味觉减退或异味感，一般持续数周后消失；④颈部残余甲状腺肿胀或肿痛，一般较少见，可见于残留甲状腺较多的患者；⑤血细胞计数下降，通常是暂时性的，可表现为白细胞减少，也可发生红细胞和血小板减少，一般数周后可恢复正常；⑥鼻疼痛，很少见，偶见于多次、或大剂量碘-131 治疗患者，一般持续数天至数周后消失。

严重的副作用：持续性口干（唾液腺功能明显受损）、血细胞明显减少（骨髓抑制）、肺纤维化、永久性味觉异常等。多发生于多次或大剂量碘-131 治疗患者，单次碘-131 治疗极少发生。

14. 碘-131 治疗后，应该怎样饮水

没有被肿瘤和残留甲状腺摄取的碘-131 主要经肾脏滤过排泄。因此，建议碘-131 治疗后 3~5 天内多饮水，达到每天 3 000~4 000ml（相当于 500ml 矿泉水 6~8 瓶），以便加速碘-131 随尿液排出体外，减少患者全身辐射剂量。但是，要防止过量饮水导致的低钠血症。对于儿童和老年人，以及心脏、肝脏、肾脏存在问题的患者，饮水量可以适当减少。

为了降低碘-131 滞留膀胱时对膀胱和膀胱周围组织器官，尤其卵巢和睾丸的辐射剂量，建议患者有意识增加小便次数，避免憋尿，即便在睡觉后，也建议患者叫醒自己继续喝水，并小便 1~2 次，尤其是治疗后前 3 个夜晚。

15. 碘-131 治疗后，应该怎样含服酸味糖果

由于唾液腺也存在钠碘协同转运子，可以从血液中主动摄取碘-131。唾液腺中碘-131 的浓度约为血浆浓度的 30~40 倍，为了减少唾液腺的辐射剂量，应在碘-131 治疗后含服酸性糖果以促进唾液分泌，以便加速碘-131 从唾液腺中排出。

那么在碘-131 治疗后，何时开始含服酸味糖果最好呢？现有文献报道给出了不同的建议：①碘-131 治疗后 1 小时内开始；②碘-131 治疗后 24 小时后开始。至于哪一种建议更有利于保护唾液腺，目前证据尚不足，仍然存在争议，患者可以自行选择其中之一，或遵循医生的建议。

同样，由于没有证据，目前也无法推荐最佳含服间隔时间，患者可以自行决定，或遵循医生的建议。有文献研究表明碘-131 聚集于唾液腺非常快，鉴于此有学者建议碘-131 治疗后前 2 天每 15~30 分钟含服一次，即便睡觉后也最好每 1 小时起夜含服一次。

　　至于需要含服多长时间的酸性糖果，也缺乏足够的证据，我们无法给出最优推荐。由于碘 -131 治疗 2~3 天后超过 90% 的碘 -131 被排出体外，3 天后碘 -131 对唾液腺的影响已大大降低了，因此，建议至少持续 3 天时间，当然持续至第 5 天可能更好。

16. 碘 -131 治疗后，何时可以恢复补充甲状腺激素

碘 -131 治疗后 0~3 天可以恢复优甲乐、雷替斯或加衡等甲状腺激素的补充。对于严重的甲减患者，甚至可以提前 1~2 天补充甲状腺激素，由于促甲状腺激素的下降明显滞后于甲状腺激素的快速升高，这样既不影响碘 -131 治疗，又可提前改善患者甲减状态。

17. 碘 -131 治疗出院回家后还需要继续隔离吗

不需要。碘 -131 治疗后允许出院，这就表明患者体内残留碘 -131 已经低于 10.8mci（毫居），符合国家辐射安全防护标准。此时虽然不需要隔离，但毕竟患者体内还残留放射性碘 -131，因此在与他人接触时还是需要有条件的限制性接触。由于患者出院时体内残留量各不相同，对于患者个体而言的限制性接触要求也各不相同，具体要求建议与核医学科医务人员咨询。

18. 碘 -131 治疗后，如何判断疗效

主要通过复查甲状腺球蛋白（Tg）和甲状腺球蛋白抗体（TgAb）来判断，其次是甲状腺及颈部彩超。当患者碘 -131 治疗后 6~12 个月，通过停优甲乐 2~4 周，测定刺激状态下甲状腺球蛋白和甲状腺球蛋白抗体水平，可以更准确判断患者是否已经完全缓解。

19. 什么情况下，需要第二次或多次碘 -131 治疗

绝大多数患者不需要第二次碘 -131 治疗。肺转移、骨转移等远处转移患者，一般需要多次碘 -131 治疗。拟行再次碘 -131 治疗前，需要进行再次病情评估：刺激状态下甲状腺球蛋白和甲状腺球蛋白抗体测定、碘 -131 诊断性全身显像，以及甲状腺及颈部彩超检查，必要时 CT 和 PET/CT 检查，评估患者再次碘 -131 治疗是否获益。只有当患者有可能受益时，才可以考虑再次碘 -131 治疗。

20. 碘-131 治疗后，还需要继续低碘饮食吗

不需要。碘-131 治疗后可以恢复正常饮食，包括加碘盐和海产品。

21. 碘-131 治疗是否会加重甲状旁腺和喉返神经损伤

一般不会。碘-131 发射的贝塔射线（β射线）平均射程不到 0.5mm，因此一般不会损伤甲状旁腺和喉返神经。如果恰好甲状旁腺隐藏于残余甲状腺组织内，则有可能导致损伤，但这种情况极为罕见。

22. 碘-131 治疗是否会导致脱发

不会。虽然碘-131 治疗也是放射治疗中一种治疗方法，但是它是一种靶向性内照射治疗，与老百姓所理解的放疗（一种外照射治疗）不同，不会导致脱发。

但是，甲状腺癌碘-131 治疗后的确有部分患者出现脱发现象，尤其女性患者似乎更常见。由于脱发恰好发生于碘-131 治疗后，使得人们更容易误认为是碘-131 副作用所致。其实，碘-131 治疗的副作用远低于化疗和外照射放疗，脱发主要是由于患者体内甲状腺激素水平发生了大幅度的变化，从而导致患者暂时性脱发增加，这并非碘-131 治疗的副作用。各种原因导致的甲减都可能会出现类似的脱发现象，甲减导致的脱发一般都是暂时且可逆的脱发，当及时补充甲状腺激素后，脱发现象就会自然消失。

23. 碘-131 治疗是否影响生育

关于碘-131 治疗对生育影响的研究，对于女性患者生育能力的研究较多，但是对于男性的研究较少。大量的临床研究表明，对于女性患者，一般没有影响。但是，对于男性患者，多次、大剂量碘-131 治疗可能导致精子数量减少。

24. 碘-131 治疗后，意外提前孕育应该怎么办，何时可以备孕

国际辐射防护委员会建议大多数女性患者在接受放射性碘治疗后至少 6 个月内不要怀孕，这主要不是出于潜在的可遗传辐射效应或辐射防护考虑，而是基于需要确保：①甲亢或癌症得到控制；②当患者怀孕时，不需要再次碘-131 治疗。由于此方面的研究甚少，现有的证据无法回答"避孕时间

为什么是 6 个月，而不是 1 个月或 2 个月"。

由于缺乏可借鉴的经验，应根据胎儿可能的辐射暴露剂量（国际辐射防护委员会认为低于 100mSv 的胎儿剂量不应被视为终止妊娠的原因），以及患者和家庭成员对利弊的权衡和风险的承受来决定是否终止妊娠或继续生育。

碘 -131 治疗半年后可以备孕。

25. 停止哺乳后，多长时间可以进行碘 -131 治疗

哺乳期不能进行碘 -131 治疗，停止哺乳后也不能马上就进行碘 -131 治疗。美国甲状腺协会建议停止哺乳 3 个月后可以进行碘 -131 治疗。如果需要提前治疗，应该进行低剂量碘 -131 诊断性显像，以验证乳腺不再摄取碘 -131。另外，如果停止哺乳超过 3 个月仍然存在少量溢乳，应继续延后治疗。

26. 碘 -131 治疗是否增加第二癌症风险

没有确凿数据表明第二癌症风险增高。自 1946 年碘 -131 应用于甲状腺癌治疗至今，关于碘 -131 治疗是否增加第二癌症风险一直存在争议：有文献认为碘 -131 治疗后第二癌症风险增高，但也有文献报道没有发现风险增高，甚至有文献报道某些恶性肿瘤风险反而降低了。由于受了许多混杂因素的影响，使得不同的研究得出不一致结论，其中主要影响因素是凡患有恶性肿瘤，无论是甲状腺癌，还是其他癌症，患者一生中发生第二癌症风险都显著高于普通人。如果不能排除这个干扰因素，那么就无法区分是碘 -131 治疗导致的癌症风险增加，还是自身因素导致的癌症风险增加。

如果将来最终数据证明碘 -131 治疗可以导致第二癌症风险增高，估计这种风险可能是略微增高。但如果真是显著升高，那么现有的研究早已得到一致性研究结论。

（颜兵）

十九、甲状腺手术相关问题

1. 甲状腺癌可以做甲状腺部分切除吗

甲状腺分为左右两叶，中间由甲状腺峡部连接。在甲状腺癌的情况下，至少应当完全切除患侧甲状腺叶，不能只切除部分含有肿瘤的甲状腺，甚至单纯只切除甲状腺肿瘤。因为甲状腺癌是生长于甲状腺腺体内部的，与腺体没有明显的分界，如果切除范围不够，肿瘤复发的概率就会比较大。当然，如果甲状腺肿瘤是良性的，是不需要切除甲状腺腺叶的，不过，良性肿瘤只有在影响患者的呼吸或者影响进食时，才需要手术。

2. 甲状腺癌是做半切还是全切

甲状腺癌究竟是半切（腺叶切除）还是全切，主要是依据患者的病情和国际上公认的诊治指南来决定，即肿瘤大小和淋巴结转移情况决定。一般来说，原发灶分级为 T_1 和 T_2（癌灶小于 4cm 并且没有侵犯肌肉）的甲状腺癌，癌灶位于哪侧就会切除哪侧甲状腺叶及峡部；原发灶分级为 T_3 和 T_4（癌灶大于 4cm，或者侵犯肌肉神经等）的甲状腺癌，则要切除双侧甲状腺以降低复发的概率；如果术前就发现有侧颈部淋巴结的转移，一般都要进行甲状腺的全部切除，以便术后能够进行碘-131 治疗。总之，手术的范围需要考虑多种因素，较为复杂，建议还是听取手术医生建议。

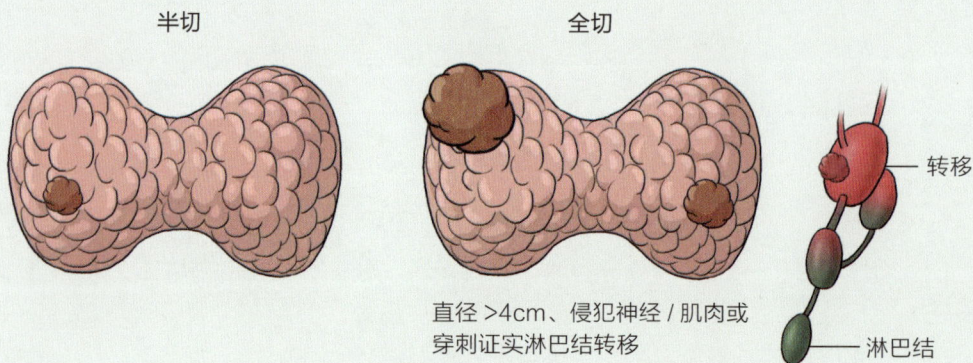

半切

全切

直径 >4cm、侵犯神经/肌肉或穿刺证实淋巴结转移

转移

淋巴结

3. 超声显示颈部有淋巴结，那是不是一定要作淋巴结清扫呢

首先，正常人的颈部都存在众多淋巴结，有时会有一些淋巴结变得肿大，超声会显示靶环状淋巴结或长条形淋巴结，这种多数都是正常的淋巴结，是不需要切除的。如果有些淋巴结超声显示为低回声淋巴结、内见点状强回声或囊性变等，那么这些淋巴结存在转移的可能。有这种情况的，要进行颈部淋巴结细针穿刺并进行细胞学以及穿刺液的甲状腺球蛋白检查以明确是否存在淋巴结转移。

4. 喉返神经监测有什么用，不用是不是容易损伤喉返神经

甲状腺手术最常见的手术并发症就是喉返神经损伤，而喉返神经是支配同侧声带运动的。如果喉返神经损伤了，同侧的声带就不动了，说话就会声音嘶哑。由于喉返神经就走行于甲状腺腺体的背侧，所以切除甲状腺容易损伤喉返神经。喉返神经监测仪能够探查到喉返神经，找到并显露喉返神经就能够更好地保护它，理论上可以降低喉返神经损伤的概率，特别是对经验不多的手术医生帮助较大。但是，大量文献研究表明，喉返神经监测并不能减少永久性喉返神经损伤概率，只能稍微减少暂时性喉返神经损伤风险。

5. 纳米碳有什么用处

纳米碳，顾名思义，就是非常细小的碳，以纳米级别衡量，是一种染料。将它注射入甲状腺肿瘤旁边，它会沿着可能转移的淋巴管回流，并可能将附近的淋巴结染成黑色，有可能帮助手术医生更彻底清扫颈部的淋巴结。甲状腺手术保护甲状旁腺也是非常重要的，纳米碳能够把甲状腺腺体染黑，而贴附于腺体表面的甲状旁腺不会被染色，有的手术医生会利用这一特点分辨甲状旁腺并保护甲状旁腺。但纳米碳应用仅仅局限于中国部分医生，国际上还没有被广泛认可。

6. 甲状腺微小癌不用做淋巴结清扫吗

肿瘤的长径小于 1cm 的甲状腺癌称为甲状腺微小癌，手术前的超声如果没有发现颈部有可疑转移的淋巴结，是可以不用预防性做颈部中央区淋巴结清扫术的。因为甲状腺微小癌的淋巴结转移概率较低，而颈部中央区淋巴结清扫术有可能增加手术并发症，因此甲状腺微小癌在超声没有提示可疑淋巴结转移的情况下可以不做中央区淋巴结清扫。

7. 听说甲状腺微小癌可以观察，是真的吗

根据一些国际临床研究显示，危险程度低的甲状腺微小癌患者，观察 10 年左右，需要手术治疗的比例确实非常低。因此，低危甲状腺微小癌确实可以密切观察。但需要专业的医生筛选出危险程度低的患者并进行密切的观察，因为临床中也存在原发的甲状腺癌非常小，却出现了颈部淋巴结转移甚至远处转移的可能。而且很多确诊了甲状腺癌的患者如果心理因素不稳定也是不适合观察的。综上，甲状腺微小癌是否适合观察，需要专业的医生对患者进行精准的评估后再作出决定。

8. 甲状腺微小癌可以进行消融治疗吗

甲状腺微小癌是可以进行微创消融治疗的。对部分甲状腺微小癌进行消融治疗，可以避免常规手术的创伤和可能出现的术后并发症，而且大多数消融治疗能够消除甲状腺癌病灶，避免了患者甲状腺手术后需要长期服用甲状腺素药片的负担，心理上感觉更加安全。因此，对于符合消融适应证的甲状腺微小癌患者，消融也是一个可以选择的治疗方法。但是消融治疗是一种新的技术，其疗效还需要长期的观察才能确认。

9. 甲状腺切除后对健康有什么影响

甲状腺是人体必需的器官，切除后肯定会对机体有一定的影响，尤其是甲状腺全部切除的患者，不再有甲状腺的功能，那么就需要口服甲状腺素来补充甲状腺的功能。甲状腺素本就是机体所需要的，所以本身对机体没有副作用，可以长期服用。而且甲状腺素片的价格也比较便宜，不会给患者带来过重的经济负担。当然，在甲状腺癌术后的五年内，医生一般都会建议患者将甲状腺素片服用量加大以使 TSH 的指标稍低，但这也使得某些患者可能会有甲亢的症状，这时就需要医生来平衡甲状腺素片的剂量和症状的关系。一般原则是在不出现甲亢症状的前提下尽量降低促甲状腺激素的水平，具体服用剂量请咨询内分泌科医生。

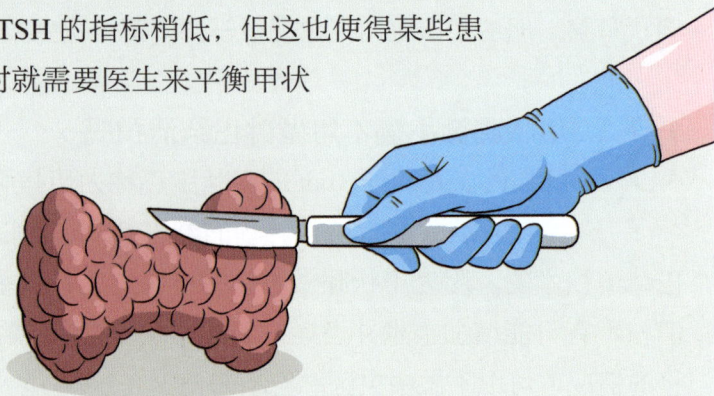

10. 甲状腺手术大概需要多长时间，住院时间大概几天

甲状腺手术的具体时间要根据甲状腺肿瘤的情况以及是否有淋巴结转移而定，不同的医生也有一定的差异。单纯的甲状腺腺叶切除一般需要一个小时左右，如果需要进行颈部淋巴结清扫，那么时间就会比较长了，总共需要 2~4 小时。需要提醒的是家属在外等候手术的时间不等于上述手术时间，需要额外增加 1~2 小时，因为患者进入手术后需要准备和麻醉，以及手术后苏醒恢复等。国内甲状腺癌患者住院时间大约 3~7 天，多数甲状腺手术需要在伤口位置放置引流管，当引流液小于每天 20~50ml 时，就可以拔除引流管了。引流管拔除的次日就可以出院了。当然，这些时间表都是在没有手术并发症的情况下的。任何手术都可以发生一些并发症，手术后的并发症会延长住院时间。随着日间手术和快速康复理念在国内推广，相信今后单纯甲状腺手术患者可以在 24 小时内出院。

11. 甲状腺手术肯定是需要放置引流管的吗

国内多数情况下，甲状腺手术是需要放置引流管的，尤其是手术中出血较明显的情况下一般要放置引流管。但是，在止血比较充分并且没有做颈部淋巴结清扫的情况下，可以不用放置引流管。那么少量的渗出血液和液体怎么办呢？不用担心，机体会慢慢吸收的，而且这样也不会影响伤口的愈合。不放引流管的优点在于有利于切口的愈合和美观，患者可以尽快出院回家修养，并且可以减少患者的费用，西方发达国家甲状腺手术后大多数不放引流管。

12. 甲状腺手术需要术前配血吗

常规的甲状腺癌手术，出血量是比较少的，熟练的外科医生能够将出血量控制在 50ml 以内，即使要进行颈部淋巴结清扫术，如果转移灶没有侵犯大血管（颈内静脉及颈总动脉），一般也不需要术前配血。极少数晚期甲状腺癌，如果血管丰富，或者侵犯上纵隔和大血管，为了手术安全，需要配血。

13. 为什么甲状腺癌首次手术很关键

任何恶性肿瘤的第一次手术都非常关键，甲状腺手术也不例外。人体的结构在没有手术之前结构层次比较清晰，不同组织外观很容易

辨认。而做过手术的区域，结构会发生紊乱，而且由于瘢痕粘连，也不容易找到层次并辨认重要结构。再次手术有两方面问题：一是二次手术的并发症的发生概率会增加，最典型的并发症是喉返神经失去了神经典型外观，与纤维瘢痕组织类似，因此容易误伤，此外还有甲状旁腺的损伤、术中术后的出血以及术后瘢痕粘连重等问题；二是肿瘤不容易切除干净，同样是解剖结构紊乱的原因，二次手术特别是淋巴结清除不易彻底，患者可能会面临今后还要再次手术的痛苦。

14. 甲状腺手术后几天可以拆线

使甲状腺手术切口闭合的方法有很多，其中很多方法已经不用再术后拆线了，比如常用的皮肤内缝合。现在很多医生使用的是可吸收的缝线，这种缝线会慢慢被机体吸收，不用再拆除。还有针对切口的黏合剂，就像胶水一样把切口黏合住，不仅可以闭合切口，有的还可以防水，这样术后患者可以正常洗澡。当然，如果医生采用的是需要拆线的缝合方式，一般来说，5~7天颈部的切口就会愈合好，所以手术后5~7天拆线是没有问题的。

15. 甲状腺手术前需要戒烟吗

任何手术前都需要戒烟。首先，甲状腺手术是气管插管全麻手术，烟雾对呼吸道帮助排痰的纤毛细胞以及氧气交换的肺泡细胞均有损伤，因此对全麻后的恢复有影响。这种损伤会使患者在全麻手术后无法顺利排出痰液，可能会引起肺炎或低氧血症等问题，严重的会明显影响患者术后恢复。因此术前至少要戒烟2周。

16. 甲状腺癌的手术也要插尿管吗

多数的全麻手术都是需要插尿管的，尤其是手术时间比较长的手术。手术中会有大量输液，且全麻会用到肌肉松弛药物，因此全麻状态下的患者是无法排尿的。由于麻药的延迟作用、患者情绪紧张或体位等问题，也可能导致患者手术后不能正常排尿。考虑到插尿管和保留尿管对于患者来说非常不舒服，因此有些人建议在患者全麻后再插尿管，以杜绝插管带来的不适感，但是这也带来了其他问题，例如患者在麻醉苏醒过程中尿管刺激可能会使患者躁动，增加了伤口出血等风险。目前不同医院对于插尿管有不同的做法，建议患者遵照医院规定执行。

17. 甲状腺癌手术前需要禁食水吗

甲状腺癌手术是全身麻醉手术，当人体处于全麻状态时，全身的肌肉是松弛的，包括消化道的平滑肌，如果手术前进食，胃里的食物就有可能反流至咽喉部然后经过声门气管途径进入到肺里，引起吸入性肺炎。吸入性肺炎有可能会导致患者死亡，所以在手术前至少6个小时是需要禁食的。而水在胃里的停留时间比较短，所以手术前需要禁止饮水2个小时。但不需要患者全天禁食禁水，这样可能会影响术后恢复。

18. 甲状腺手术的切口是如何选择的，是不是越低越好

甲状腺手术的切口一般选择颈部正中横切口，一般建议高度位于甲状腺峡部表面水平，不用特别低。另外如果可能，尽量靠近颈部皮纹作切口，沿着皮纹作切口会更有利于伤口愈合，减少瘢痕的形成。减少手术后切口的张力是减少瘢痕形成的关键，尤其对于女性来说，甲状腺手术颈部切口过低，手术后切口的张力会因为胸壁骨骼和乳房向下的垂力而增强，从而导致瘢痕的形成，所以甲状腺的手术切口并不是越低越好。那么切口是不是越短越好呢？当然也不是。切除甲状腺及甲状腺肿瘤是需要空间的，如果切口过短，那么手术中就必然会拉扯切口导致切口真皮损失，从而增加瘢痕的形成，本可以长成一条细缝的切口反而变得又粗又短，更加难看。

19. 甲状腺癌侵犯了气管，还能不能手术切除

甲状腺癌侵犯气管，一般是可以手术切除的。在这种情况下，需要切除甲状腺双叶和肿瘤，并且要切除部分受肿瘤侵犯的气管。但切除的气管会有一段缺损，该怎么办呢？医生需要把气管的两头断端修剪一下，修剪得就像两个"袖口"一样，通过减少张力手段，比如喉松解、低头等，将"袖口"两端对位缝合起来就可以了。当然，在手术期间一定要注意保护双侧的喉返神经，侵犯气管的甲状腺癌很容易侵犯到喉返神经，所以至少要保护一侧的喉返神经，这样手术后患者的生活质量会好很多。侵犯气管的患者手术后都需要作碘-131治疗。需要提醒的是：不是所有医院和科室都能进行气管手术，建议去知名医院耳鼻咽喉头颈外科或者肿瘤医院头颈外科手术。

20. 甲状腺癌侵犯了喉还能不能手术切除

因为甲状腺与咽喉部邻近，所以比较大的甲状腺癌偶尔会侵犯咽喉部，这样的情况需要临床医生来评估，可能会切除喉的一部分或者全部喉。大多数甲状腺癌的病理类型是甲状腺乳头状癌，侵袭性不是很强，多数可以保留喉功能，少数侵犯严重的患者需要将喉全切除，再在颈部做一个气管造瘘口进行呼吸，对患者的生活质量影响较大。患者可以在手术前作纤维喉镜和 CT 检查明确喉内是否有肿瘤。

21. 甲状腺癌当成良性做了甲状腺部分切除术后，是否需要再次手术切除剩余的腺叶

这要具体情况具体分析。一些医院可能因为还没有普及手术前的甲状腺细针穿刺活检，可能会把甲状腺癌当作甲状腺良性肿瘤切除，直到手术后最终的病理结果出来后才诊断为甲状腺癌。一般来说，这种甲状腺部分切除原则上切除的范围是不够的，根据肿瘤大小需要再次补充切除同侧腺叶或者全部甲状腺。再次手术时机可以选择立即手术，也可以在伤口消肿以后（大约 3 个月）再手术。但是如果第一次手术病理报告是甲状腺微小乳头状癌或者是结节性甲状腺肿合并微小癌，我们建议暂时不再做二次手术切除甲状腺残叶，可以密切观察，定期复查甲状腺超声就可以。贸然做二次甲状腺残叶切除手术，不仅会给患者造成手术的创伤，发生手术并发症的概率也显著增加，尤其是甲状腺微小乳头状癌，本就可以密切观察的，更没有必要行二次手术切除甲状腺残叶了。

（徐国辉）

二十、甲状腺癌基因检测

1. 什么是基因检测

基因是带有遗传信息的 DNA 或 RNA 序列，基因缺陷是肿瘤发生的基础。

基因检测是通过血液、肿瘤组织或其他体液对人体所含有的基因类型和基因缺陷进行分析的技术。基因检测的方法经过不断的迭代与发展，效率越来越高，成本越来越低，已经从实验室普及到了医疗的各个领域。和其他肿瘤一样，基因检测在甲状腺癌的诊断、治疗和随访中起到越来越重要的作用，这也符合精准医学发展的方向。

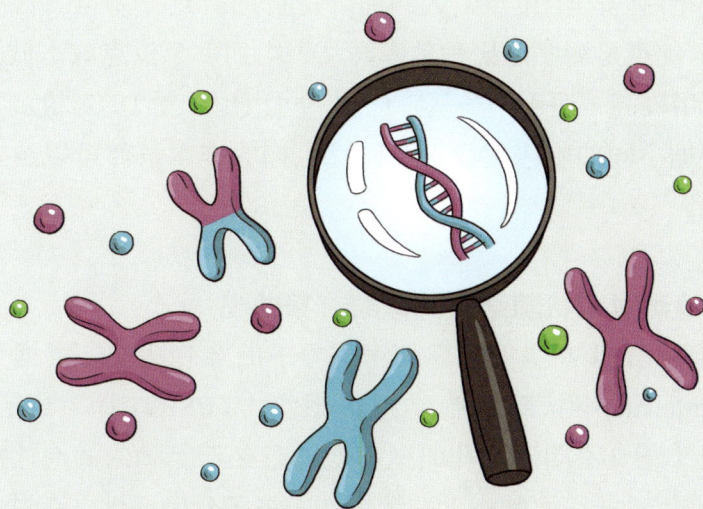

2. 甲状腺癌有哪些基因变异

相比于其他恶性肿瘤，甲状腺癌基因突变的种类和数量都比较少，这也是大多数甲状腺癌恶性程度较低的原因。不同病理类型的甲状腺癌由于发生机制不同，常见的基因变异也不一样。甲状腺乳头状癌最常见的基因变异是 *BRAF* 基因 V600E 突变，其他还包括 *RAS* 基因突变（*HRAS*、*NRAS* 和 *KRAS*）、*EIF1AX* 突变、*TERT* 启动子突变、*RET* 基因融合和 *PAX8-PPARγ* 基因融合等。滤泡癌也会出现以上这些突变，但不会有 *BRAF* V600E 突变或 *RET/PTC* 融合。未分化癌驱动基因较为复杂，往往是在分化型甲状腺癌基础上，出现多重突变累加的结果，可包括 *P53*，*TERT* 启动子突变等。髓样癌与其他甲状腺癌差异较大，它起源于滤泡旁细胞，常见的分子变异是 *RET* 基因突变，可能为胚系突变，也可能是体细胞突变。了解甲状腺癌的分子机制和突变基因，对它的诊断、预后判断和靶向治疗都有一定价值。

3. 甲状腺癌的基因检测有哪些方法

基因检测的方法有很多，基本的步骤大致相同，包括样本获取（如穿刺细胞、组织或术后标本等）、DNA 或 RNA 的提取、测序、数据分析以及结果解读。目前比较普及的测序方法包括：①第一代测序，也叫 Sanger 测序，优点是用时短，测序准确度高，总费用相对较低，但缺点是通量低，检测位点较少，需要的样本量较多，目前很多单位开展的 *BRAF* V600E 单基因检测多为此种技术，即只检测这一个位点，大约需要花费几百元；②第二代测序即高通量测序（NGS），优点是测序通量和效率高，平均到每个位点成本低廉，缺点是用时较长，总费用较高，适用于多基因检测，可以用少量 DNA 检测几十个甚至几百个基因。根据不同的临床需要以及医疗机构的技术条件可以选择不同的检测方法。

4. 基因检测对甲状腺结节的诊断有帮助吗

甲状腺癌的诊断主要依靠超声引导下的穿刺活检。根据目前普遍使用的 Bethesda 甲状腺细胞学报告系统（TBSRTC），会有 25%~30% 的患者得到Ⅲ级（意义不明确的非典型病变或意义不明确的滤泡性病变）或Ⅳ级（滤泡性肿瘤或可疑滤泡性肿瘤）的结果，无法区分良恶性。在过去，这部分患者需要重新穿刺或接受诊断性手术，而通过对穿刺标本进行基因检测，可以将这部分结节进一步分类，减少不必要的手术治疗。*BRAF* V600E 是甲状腺乳头状癌最常见的突变位点，如果穿刺标本中检测出阳性结果，基本可以确定这个甲状腺结节为乳头状癌。其他较常见的基因变异还包括 *RAS* 和 *RET/PTC* 融合等，这些基因变异有些具有很高的特异性，再结合 mRNA 表达分析等灵敏度高的方法，可以有效弥补穿刺细胞学依据形态学诊断的不足，减少了误诊和不必要的手术概率。

5. 目前有哪些应用于甲状腺癌诊断的试剂盒

国外特别是美国在甲状腺癌分子诊断方面的研究开展较早，也开发了很多商业化的检测产品，大体可以分为三代检测试剂盒。

第一代试剂盒诞生于大约 10 年前，以 Afirma GEC 和 ThyGenX 为代表。Afirma GEC 是基于基因芯片技术的检测方法，使用一种专利算法来分析 mRNA 表达模式，鉴别良恶性。GEC 根据不同表达模式的恶性可能性不同，将甲状腺结节分为"良性"（检测阴性）和"可疑恶性"（检测阳性）。一项前瞻性、双盲、多中心的研究纳入 4 812 例细针穿刺标本，577 例（12%）为细胞学不确定，对其中 265 例样本进行分析，对 Bethesda Ⅲ级结节诊断的灵敏度和特异度分别为 92% 和 53%，对 Bethesda Ⅳ级结节诊断的灵敏度和特异度分别为 90% 和 49%。高灵敏度是 GEC 的最大优点，可以作为排除甲状腺癌的检测方法，检测阴性者可以密切观察，而不需要立即行诊断性手术。但 GEC 的特异度和阳性预测值（PPV）较低，这意味着当检测结果阳性时，不足以判断结节为恶性。ThyGenX 甲状腺癌基因试剂盒包含常见的 7 个基因变异（*BRAF* V600E、*HRAS*、*KRAS*、*NRAS*、*RET/PTC* 融合和 *PAX8/PPAR* 融合），这些变异可见于约 70% 的甲状腺癌。一项单中心、非盲的前瞻性研究纳入了 1 056 例不确定结节，513 例结节有术后病理并进行了分析，该试剂盒在所有病例中的灵敏度和特异度分别为 61% 和 98%。由于试剂盒灵敏度较低，还不能有效减少诊断性手术。

第二代试剂盒以 ThyroSeq 为代表，它采用了先进的二代测序技术，包含了 12 个基因 284 个突变位点，升级后的 ThyroSeq v2 扩大了基因范围，加入了 *TERT* 启动子突变、38 种 *RET* 融合基因和 8 个基因的表达分析。在一项单中心研究中，143 例 Bethesda Ⅳ级细针穿刺标本接受 ThyroSeq v2 检测并经术后病理验证，灵敏度为 90%，特异度为 93%。另一项研究纳入 462 例 Bethesda Ⅲ类结节，得出灵敏度 91%，特异度 92%。

第三代试剂盒是目前可以用来评估细胞学不确定甲状腺结节的最新分子检测方法，包括 ThyroSeq v3 基因组分类器（GC）和 Afirma GSC。ThyroSeq v3 GC 使用二代测序技术，对 112 个甲状腺癌相关基因的点突变、基因融合、拷贝数变异和基因异常表达进行检测。一项在 10 个临床中心开展的前瞻、双盲临床验证研究检测 286 个不确定甲状腺结节（Bethesda Ⅲ~Ⅳ级），对 Bethesda Ⅲ类结节的灵敏度和特异度分别是 91.4% 和 84.9%，对 Bethesda Ⅳ类结节分别是 97% 和 75%，并且可以识别出甲状腺髓样癌和甲状旁腺肿瘤等少见病变。Afirma GSC 是一种以

RNA 测序为基础的检测方法，一项包括 49 个中心的双盲临床验证研究包含 191 个不确定甲状腺结节（Bethesda Ⅲ/Ⅳ级），得到的灵敏度较高，为 91%，特异度为 68%。

以上试剂盒对标本保存运输有一定要求，在美国以外的地区无法广泛使用。随着甲状腺细针穿刺在国内的普及，近些年也有多个试剂盒在研发当中，北京大学肿瘤医院率先将多基因检测应用于临床。通过对病理验证的数据进行分析，灵敏度和特异度可接近国外同类产品水平，并且新的算法和技术还在不断地进步当中。

6. 基因检测对甲状腺癌的治疗有帮助吗

外科手术是治疗甲状腺癌的首选方法，但并非所有患者都有手术根治的机会，当肿瘤侵犯重要脏器或发生远处转移而无法切除，或分化型甲状腺癌经多次碘治疗后对放射性碘不再敏感时，往往需要药物治疗。目前针对低分化癌或未分化癌，以及碘难治性分化型甲状腺癌，最有效的方法是分子靶向治疗。所谓靶向治疗，就是针对肿瘤产生的致癌位点（蛋白分子或基因片段），来使用相应的治疗药物对肿瘤进行相对精准的打击。如针对甲状腺癌中较常见的 *BRAF* V600E 突变和 *RET* 基因突变或融合等，都已经有特异性的靶向药物上市，为这些以前无计可施的患者带来了新的希望。基因检测是寻找这些靶点必要的检查。

另外，近年的一些研究发现，一些特定的基因突变预示着肿瘤的恶性程度更高。比如同样是乳头状癌，如果年龄大于 45 岁出现 *BRAF* 基因突变，或者 *BRAF* 基因和 *TERT* 基因同时发生突变，可能预示着患者具有更高的复发或转移风险，应该采取更积极的外科治疗，并在术后密切随访。

7. 甲状腺结节的 *BRAF* V600E 突变有什么临床意义

BRAF V600E 突变检测在国内的医疗机构中开展较为普遍，但很多患者拿着检测报告却不知该如何解读。*BRAF* V600E 突变是甲状腺乳头状癌最常见的驱动基因变异，特别是在中国患者中，其发生率可高达 69%~85.3%。

BRAF V600E 突变在乳头状癌的诊断和预后判断中都有一定价值。在诊断中，其阳性预测值可接近 100%，也就是说，如果一个甲状腺结节的穿刺标本中检测到了 *BRAF* V600E 突变，不管在显微镜下是否见到了标本中有肿瘤细胞，都可以将其诊断为恶性，很少有假阳性，因此对穿刺细胞学未能明确诊断的甲状腺结节有

辅助诊断的作用。但要注意的是，没有 *BRAF* V600E 突变并不代表结节是良性的，具体还要结合病史、超声和细胞学病理综合判断。近年来研究发现，*BRAF* V600E 突变的甲状腺癌可能恶性程度更高，肿瘤更容易发生复发和转移，但是否应该对这类肿瘤采取更激进的治疗方法目前还没有定论。

对于甲状腺低分化癌或未分化癌，以及碘难治性分化型甲状腺癌，*BRAF* V600E 突变可以指导全身靶向治疗的药物选择，目前已有几种针对 *BRAF* V600E 靶点的药物上市，对特定的肿瘤可能有更好的疗效。

8. 甲状腺结节的 *RAS* 突变有什么临床意义

与 *BRAF* 基因突变不同，甲状腺结节出现 *RAS* 突变的诊断意义还有比较大的争议，人们的认识也在不断变化之中。*RAS* 基因突变很早就被发现与甲状腺癌的发生有关，*HRAS*、*NRAS* 和 *KRAS* 是它的 3 个亚型。*RAS* 突变对甲状腺结节的良恶性判断作用有限，大多数 *RAS* 突变的甲状腺结节是良性或交界性（如 NIFTP）。在细胞学不明确的甲状腺结节中，*RAS* 突变的阳性预测值（PPV）报道差异较大，这主要与研究人群的恶性比例和检测方法等因素有关。因此，根据 *RAS* 突变检测预测甲状腺结节的良恶性是不可靠的。但有学者认为，甲状腺肿瘤中出现 *RAS* 基因突变是一个早期的突变事件，它首先引发良性肿瘤，随着时间的推移，通过变异的积累可能发展为更具侵袭性的恶性肿瘤。因此，出现 *RAS* 突变的甲状腺结节，无论良恶性都应该手术切除，甚至建议行甲状腺全切。而近年来的研究发现，当甲状腺乳头状癌中存在 *RAS* 突变时，在形态上多属于滤泡亚型，与常见的 *BRAF* 突变的经典型乳头状癌相比，恶性程度相对较低。即使是 *RAS* 突变的良性结节，恶变的概率也并没有想象中高。一项平均随访 8.3 年的研究表明，所有携带 *RAS* 突变的细胞学诊断良性的甲状腺结节都没有影像学上的增大或恶变。因此，单纯的 *RAS* 突变并不可怕，当合并其他基因变异时，才可能预示着恶性程度的提高，需要积极处理。

9. 哪些甲状腺肿瘤患者需要做基因检测

基因检测虽有作用，但由于价格较高，并不适合作为常规检查开展。哪些肿瘤患者应该做基因检测呢？一类是甲状腺结节穿刺无法明确诊断的患者。依据目前国际通用的 Bethesda 分级会将他们的甲状腺结节分级为Ⅲ级或Ⅳ级，其中一部分为恶性，国际上的指南也推荐对这种甲状腺结节穿刺标本进行基因检测，可能有助于进一步分类。此类检测一般需要细胞学涂片之外的剩余新鲜标本，如果标本不够可能需要重新穿刺获取。另一类是肿瘤复发或转移，或肿瘤分化较差，恶性程度高，无法通过手术根治，或肿瘤对碘治疗不敏感，可能后期需要靶向治疗的患者。通过基因检测筛选靶点，可能会选择到合适的靶向药物。还有一类是甲状腺髓样癌，这是一种相对少见的恶性肿瘤，大部分与 *RET* 基因突变有关，可能有家族遗传史。对髓样癌患者的标本和血液进行基因检测有助于检出遗传型病例，以便于对可能患病的家庭成员及时筛查，早期治疗，也可以对育龄期患者进行遗传干预，避免子女患病。

（宋韫韬）

二十一、爱美女士甲状腺癌手术选择：颈部无瘢痕手术

常规颈部开放甲状腺癌手术术后颈部会留下较为明显的手术瘢痕，而腔镜或机器人手术可以利用其远距离操作特点，将切口设计在颈部以外的隐蔽部位，达到甲状腺手术颈部不留瘢痕的目的，爱美人士可以根据自身要求和经济条件选择。

1. 腔镜手术与开放手术区别

随着甲状腺外科不断改良，开放式甲状腺手术由传统颈部大切口向低领式小切口逐渐演变，低领式切口作为常规甲状腺手术标准切口已达成共识，即胸骨切迹上方 1~2cm 沿皮纹方向做衣领状与皮纹平行的弧形切口。相对于传统颈前切口，低领式小切口愈合后因有颈部皮纹遮掩而较为隐蔽，也具有对称性，兼顾美容与手术暴露，手术野清晰，充分展露颈前区解剖结构，可满足绝大多数的甲状腺手术，适应证广，手术时间短，恢复快，为国内主流甲状腺手术方式；缺点是无论如何改进，颈部袒露区域仍会存留一条明显的手术切口，尤其当切口处理不当，或患者具有瘢痕体质等因素时，形成明显瘢痕。有文献报道，甲状腺术后 59.09% 以上的患者有焦虑感，69.70% 以上的患者有情绪抑郁，颈部切口不良外观是导致上述情绪的重要因素，颈前瘢痕破坏了女性生理的整体美感，影响了患者社会交往。而对于某些再次手术或行颈部淋巴结清扫的患者，采取的"L 型切口"对颈部外观影响更大。

甲状腺腔镜手术最早起源于国外。1997 年意大利比萨大学 Miccoli 首先提出一种新型手术方式，并于 1999 年应用于甲状腺外科中。Miccoli 术式选取颈下正中≤2cm 皮肤切口，大幅度缩小了手术切口，不必广泛游离皮瓣，减少了组织损伤，使颈部瘢痕缩小，手术微创性强，便于中转，适应证较广。采用固定建腔器，减少了术中拉钩的过度牵引引起的切缘区水肿及皮瓣损伤，愈合更好。其缺点在于美容效果仍不够理想，留有 2~3cm 的颈部切口。对较大肿瘤需延长至 4~6cm，颈前仍有瘢痕。且其手术难度较大，助手配合要求高。对于甲状腺癌其适应证仍存争议，有学者认为这种单径路小腔镜的术式实施同期淋巴结清扫有较大局限性，

但近来不少学者已将适应证扩展至甲状腺癌根治术及颈侧区淋巴结清扫。国内高力在经典 Miccoli 手术基础上，提出改良 Miccoli 内镜操作模式，运用建腔器、超声刀，解决了旧术式手术空间狭窄、操作难度大的问题。

甲状腺腔镜手术的不断进步和发展，为甲状腺癌患者的治疗提供了新的途径，更好地保障了甲状腺癌患者的治疗效果。甲状腺癌腔镜手术的主要优势表现在以下几个方面：①甲状腺癌腔镜手术的手术部位通常较为隐蔽，手术瘢痕较小，疼痛程度较低，基本不会对患者的美观造成影响，更容易为广大甲状腺癌患者所接受；②甲状腺癌腔镜手术借助腔镜的显示器能够观察到更大的手术视野，甲状腺解剖结构更加清晰，因此在对甲状腺进行切除时，其操作更加准确可靠，可以最大程度防止对甲状旁腺、气管以及大血管等造成误切，有效防止神经损伤等情况的发生；③甲状腺癌腔镜手术可以克服传统手术相关的并发症，比如脂肪液化、切口感染以及切口渗血等。除此之外，传统的甲状腺癌治疗手术，由于需要在患者的颈部进行 6~8cm 的手术切口，会对患者的形象造成严重影响，特别是对于年轻女性来说，容易给患者带来一定的心理创伤，对患者的工作生活以及人际交往等均会造成不良的影响。近些年有大量的文献报道，表明了甲状腺癌腔镜手术治疗的安全性和显著的短期治疗效果，其主要体现在手术切口小、术中出血量少、术后患者疼痛程度低以及术后康复时间短等。

回顾大量文献及临床治疗，甲状腺腔镜手术的常用适应证为：①患者年龄不超过 45 岁；②甲状腺肿瘤直径不大于 3cm，未侵犯邻近器官；③无广泛淋巴结肿

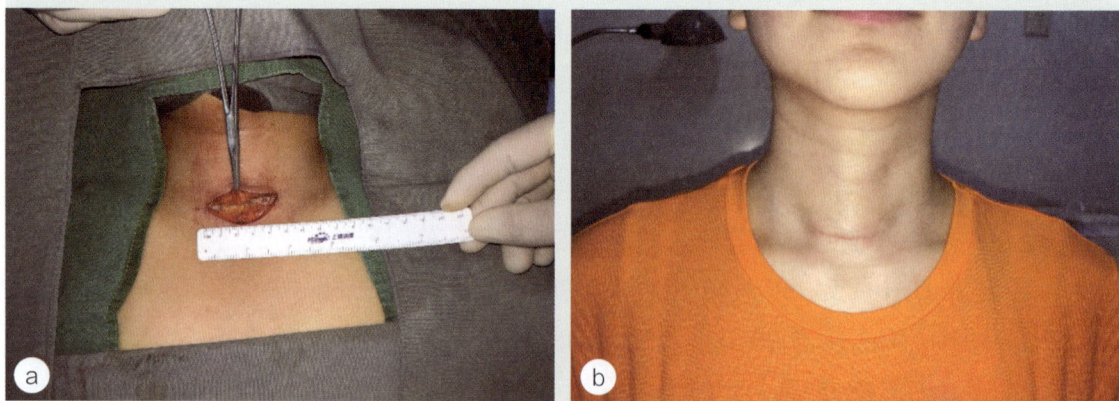

开放手术组切口设计及愈合情况（a：术中切开皮瓣；b：术后 1 年愈合情况）

大，且肿大淋巴结无融合固定；④上纵隔和对侧无淋巴结肿大；⑤患者有强烈的美容愿望。

2. 腔镜手术有哪些缺点

各种入路的腔镜甲状腺癌手术共同缺点在于：①操作难度大，适应证窄；②虽实现了颈前区无瘢痕，但皮下的创面较大，创伤与开放手术相当；③并发症：除了可能出现常规甲状腺手术并发症，如甲状旁腺及神经损伤的风险，还可能出现包括 CO_2 相关并发症、局部皮肤瘀斑、疼痛、坏死等多种术后并发症；④淋巴结清扫彻底性不够，存在盲区，是否能达到与传统手术同样的清扫范围仍有争议；⑤在无法达到根治要求或者患者大出血等时需转为传统的开放式手术。

腔镜甲状腺手术技术日趋成熟，而且安全、可行。但要完成腔镜甲状腺癌根治术，除了要严格选择患者，手术者的技术水平更是关键。手术者要经过严格的临床培训，除了具有娴熟的腔镜下手术操作技能，还要有丰富的开放甲状腺手术的经验。若能严格选择手术适应证，其手术并发症及其治疗效果接近传统开放手术。

3. 腔镜下医生能够看得清楚吗

腔镜手术借助高清可视镜头，可以将术野放大数倍，全方位、无死角、近距离地展示在显示器上，因而可以清晰观察到气管、甲状旁腺和喉返神经等组织。术中喉返神经监护仪的使用可以更加减少喉返神经的误损伤。

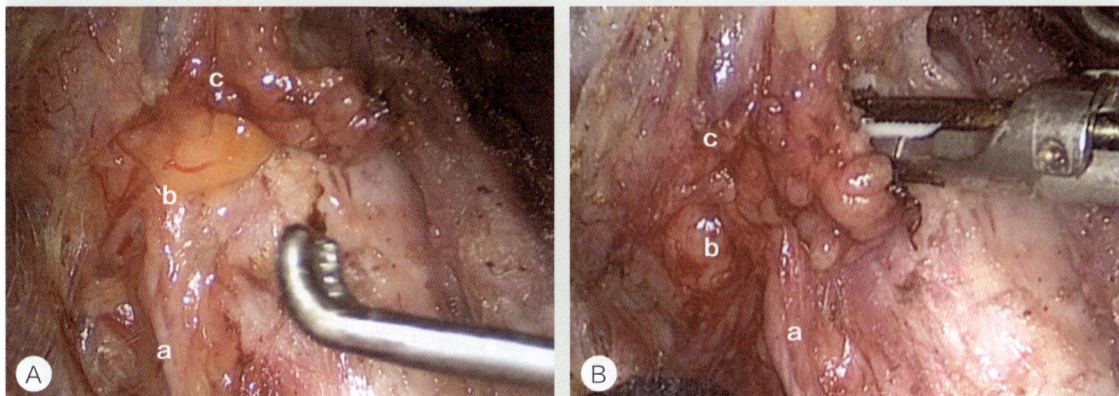

乳晕入路腔镜下结构（A. a：喉返神经；b：下位甲状旁腺；c：甲状腺下极；B. a：喉返神经；b：上位甲状旁腺；c：甲状腺上极）

4. 甲状腺腔镜手术有哪些手术途径

1997 年 Huscher 成功开展了全球首例腔镜甲状腺切除术，2001 年仇明完成我国首例腔镜甲状腺手术。经 20 余年不断发展，在治疗过程中，根据具体情况的不同甲状腺腔镜手术可以选择多种类型的入路方式。甲状腺腔镜手术常用的入路方式包括：经耳后、口腔前庭、颈部、胸骨上切迹、锁骨下、胸乳、单侧及双侧乳晕、腋乳、腋窝等入路。其中在我国甲状腺腔镜手术治疗中最为常用的入路方式为胸前入路，包括胸前乳晕入路和胸前胸乳入路，这种入路方式能够在保障治疗效果的同时，最大程度满足患者对颈部无瘢痕的美容要求。

经胸乳晕入路甲状腺手术首次出现于 2000 年，是目前最常用的腔镜甲状腺手术入路。切口细小且隐蔽。颈部暴露区无瘢痕，在达到手术需要的同时，术后美容效果良好。与传统手术对比，胸乳腔镜甲状腺手术组患者对美容效果满意率更佳，且术后美容效果评分均明显高于传统组。胸乳入路观察孔位于乳沟之间，仍存在体表瘢痕。全乳晕入路则进一步将观察孔隐藏于乳晕中，胸壁无瘢痕显露，美容效果更佳，但操作孔与观察孔邻近，手术操作不便。腋窝入路首先由 Ikeda 提出，术后瘢痕隐藏在腋窝，由下垂的双臂遮盖，但其操作困难，组织游离面积更广，适应证较窄。

经口腔镜甲状腺手术（transoral endoscopic thyroidectomy，TOET）最早由 Wilhelm 和 Metzig 于 2009 年应用于临床，主要有经口、经口腔前庭两种方式。与胸乳或腋窝入路相比，TOET 利用自然腔道，真正做到了体表无瘢痕化，缩短了切口至甲状腺的距离，解剖范围及相关创伤更小，美容效果更佳。但其缺点在于操作空间狭小，手术操作对医师腔镜技术要求更高，手术适应证窄，Ⅱ类手术切口可能增加感染机会等。

5. 甲状腺腔镜手术能够将肿瘤切除干净吗

很多患者担忧甲状腺癌通过腔镜无法切除干净。腔镜手术是有其适用范围的。任何一个手术，手术切除的范围是由疾病本身的侵犯范围决定的，且有由专家共识形成的指南来规范，而与采取哪种手术方式无关。对于不伴有复杂淋巴结转移的甲状腺分化癌，通过选择不同的腔镜入路（全乳晕、腋乳或口腔）可以达到和开放手术一样的清扫效果。

尽管文献显示，与常规的完全腔镜甲状腺手术相比，机器人辅助下的腔镜甲状腺癌手术在多方面存在优势，但由于其造价昂贵，还不可能短时间内在国内普及。因此，目前及今后相当长的一段时间里，常规完全腔镜甲状腺手术仍将是腔镜甲状腺癌的主要手术方式。

6. 甲状腺腔镜手术的禁忌

通常认为绝对禁忌证为：①无美容要求；②怀疑远处转移者；③肿瘤侵犯喉返神经、气管及食管等；④术后复发；⑤转移的淋巴结位于锁骨水平以下；⑥转移的淋巴结囊性变。

相对的禁忌证为：①有颈部手术或放疗史；②男性；③过度肥胖；④合并桥本甲状腺炎；⑤转移淋巴结最大直径 >2cm。

7. 达芬奇机器人长什么样子

现在世界上外科机器人有很多种类，适用于不同部位和目的的手术，目前甲状腺手术通常采用"达芬奇手术系统"（da Vinci Surgical System），机器人名字源于画《蒙娜丽莎》的画家达·芬奇。达芬奇机器人由三部分组成：外科医生控制台、床旁机械臂系统和成像系统。

（1）医生控制台：外科医生在这个操控台上可以通过 3D 的影像观看手术区域，然后通过两个或多个手指、脚掌控制几个触发按钮和手柄，操控机器人手臂进行手术操作。

（2）床旁机械臂系统：这些机械手臂与患者的手术部位直接接触，它是一个非常复杂的、多关节的、多机能控制的机械传动的装置，它可以最大限度地保持操作的精细度和稳定性。

（3）成像系统：包括系统核心设备、内镜控制器和视频处理器。

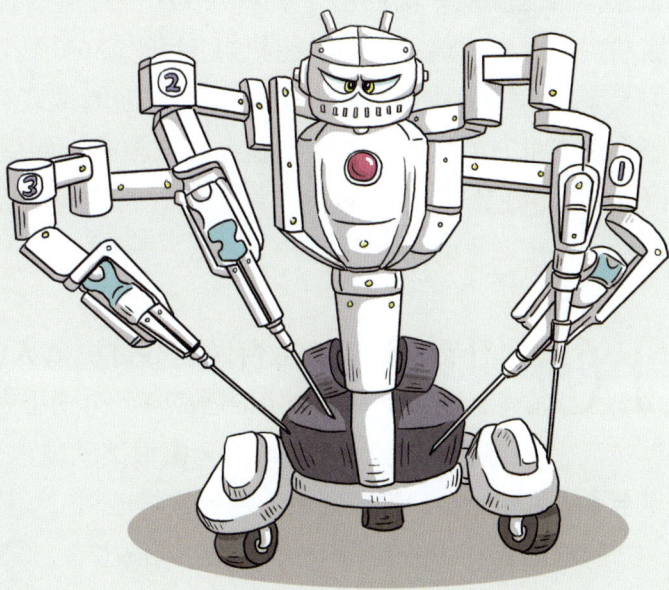

8. 达芬奇机器人优势在哪里

达芬奇外科手术系统是一种高级机器人平台，其设计的理念是通过使用微创的方法，实施复杂的外科手术。达芬奇手术机器人的具体优势可以从患者和医生角度两个方面来谈：

（1）患者角度：①手术操作更精确，实时三维视觉可放大 10~15 倍，使手术精确度大大增加，术后恢复快，愈合好；②手术指征更广，减少术后疼痛，缩短住院时间，减少失血量，减少术中的组织创伤和炎性反应导致的术后粘连，增加美容效果，患者可更快投入工作。

（2）医生角度：①达芬奇手术机器人增加视野角度，减少手部颤动；②机器人特有"手腕"功能灵活，能以不同角度在靶器官周围操作；③机械手较人手小，能够在有限狭窄空间工作；④术者坐在椅子上，在轻松工作环境工作，减少疲劳；⑤通常主刀仅需要床旁一名助手，避免了传统手术助手配合不好的缺点。

9. 与腔镜甲状腺手术相比，机器人手术有何优势

腔镜甲状腺手术虽然也可以达到颈部无瘢痕效果，但适应范围很小，我们可以简单地将达芬奇机器人系统理解为腹腔镜系统的 2.0 高级版本。机器人手术具有独特的优势：可以单人操作，避免了腔镜手术助手配合不好的缺点；相比腔镜平面图形，机器人 3D 视野可提供良好的空间感，手术操作更加精准；此外，最独特之处是机械手可以 360°转弯，就像开放手术一样，从而扩大了手术的适应证，在淋巴结清扫方面能做到和开放手术一样的彻底。但机器人也不是万能的，对于甲状腺癌分期较晚，如侵犯食管、气管以及喉返神经，以及转移淋巴结较大或转移至纵隔等非常少见的位置，还是建议选择传统开放手术。

10. 什么样的患者适合做达芬奇机器人手术

机器人手术有一定的适应证，分为患者因素和肿瘤因素。

患者因素：①有颈部无瘢痕美观需求；②非肥胖体质；③同侧颈部无手术史；④全身状况较好，无麻醉禁忌证。

肿瘤因素：①分化型甲状腺癌中低危患者；②恶性肿瘤直径≤4cm；③无明显气管、食管及喉返神经侵犯；④无明显胸骨后侵犯；⑤淋巴结转移未侵犯颈内

静脉、椎前肌肉及咽旁间隙等。

机器人手术的适应证较腔镜手术广，实际上大约 90% 的开放甲状腺肿瘤手术患者都适合做机器人手术。

11. 机器人手术是由机器人在给患者做手术吗

答案显然是否定的，机器人手术的全称应该是"机器人辅助外科"，是外科医生通过机器人辅助系统来完成的手术，这个手术的操纵过程都是由外科医生手持操作柄全程控制完成的，并非机器自身完成。所以我们可以打一个比方，机器人系统在外科手术中，实际上相当于外科医生延长的手和眼，外科医生是通过这个延长的手臂和放大的眼镜，去更好地完成手术。

12. 达芬奇机器人手术有多种切口方式，患者可以根据病情和个人喜好进行选择

达芬奇甲状腺手术不是无切口，而是将切口设计在颈部以外身体隐蔽部位。主要有 4 种切口位置：①双侧腋乳入路（简称 BABA），在双乳晕、双腋下做 4 个 1cm 左右小切口；②无注气腋下入路，切口位于腋窝，大约 7cm；③耳后发际入路（面部除皱切口），倒"U"型切口位于耳后和发际内，约 9cm；④口腔前庭入路，在下唇内侧做 3 个 1cm 左右切口。不同的入路方式各有利弊，可以根据病情和术者熟悉的入路来选择，见表 9。

表 9　达芬奇甲状腺手术各种入路的比较

特点	双侧腋乳入路（BABA）	腋下入路（GUAB）	耳后发际入路（RA）	口腔前庭入路（TORT）
美观	好	较好	较好	最好
全甲状腺切除	好	较好	困难	好
中央区清扫	较好	好	好	最好
单侧颈清扫	好	较好	好	否
双侧颈清扫	好	否	否	否
创伤	中	较大	中	最小

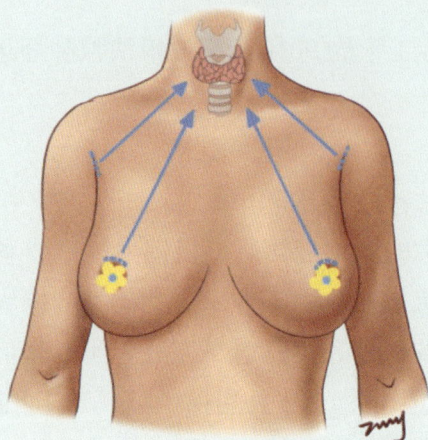

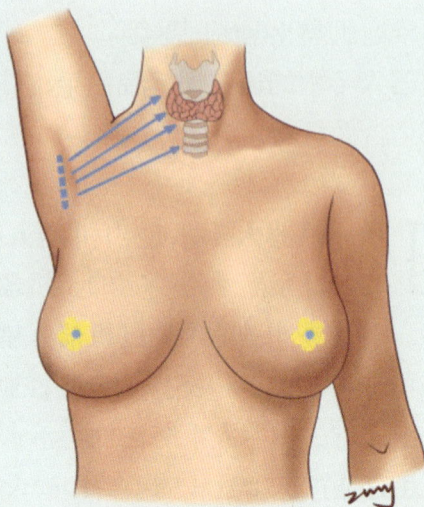

① 双侧腋乳入路　　　　　② 无注气腋下入路

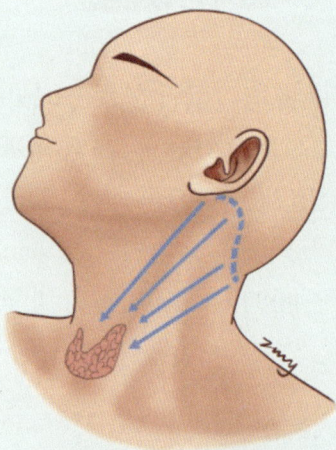

③ 耳后发际入路　　　　　④ 口腔前庭入路

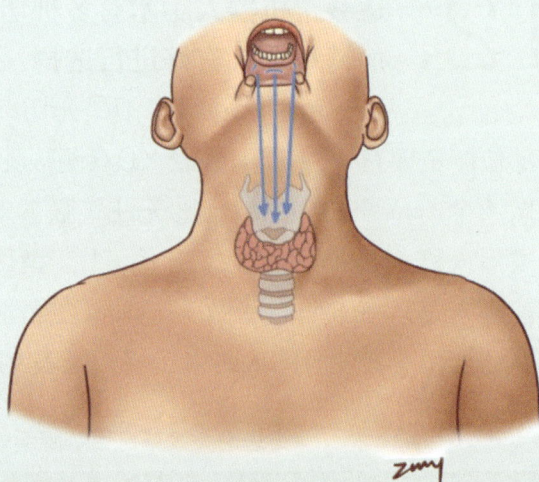

（图片来自北京和睦家医院翟梦瑶授权）

13. 达芬奇机器人手术与传统开放手术比，肿瘤可以切得一样干净吗

虽然机器人手术是在窄小空间进行，好像没有开放手术直接有效，但是机器人具有开放手术没有的优势：即无限放大高清手术视野，对于喉返神经和甲状旁腺辨认更加精准，手术同样彻底安全。据韩国多篇临床对照研究发现，达芬奇机器人手术可以达到与传统开放手术同样的肿瘤根治效果，手术并发症发生率也相近。所以患者可以放心大胆选择"术后隐形"的机器人手术。

14. 达芬奇甲状腺手术费用都需要自己承担吗

由于达芬奇机器人设备昂贵，目前国内医保还不能报销，需要患者自己额外负担。其余住院和药物费用等可以正常报销；有国际商业保险的人士可以选择国际医院申请报销。

15. 让瘢痕"隐形"，达芬奇机器人已经成为越来越多甲状腺癌患者的选择

韩国在十多年前就已经开始进行机器人甲状腺手术，是国际上完成最早、例数最多的国家。现在韩国每年大约有 5 000 例达芬奇机器人甲状腺癌手术，占到总的甲状腺癌患者 1/3。他们用"术后隐形"的机器人手术代替了传统的、会在脖子上留下一道较长瘢痕的外科手术方法。中国虽然开展该术式仅仅 4 年，但是数量累计已经达到数千例以上，随着机器人手术普及和疗效显示，相信国内越来越多的爱美女性会打消顾虑，选择无痕的达芬奇机器人手术。

（马骁　张彬）

二十二、甲状腺癌手术后常见问题及处理

1. **手术后说话嘶哑了怎么办，是不是就不能恢复了**

声音嘶哑是甲状腺手术后最常见的并发症，主要原因是喉返神经的损伤。

喉返神经的损伤分很多种情况，比如牵拉及热传导导致的喉返神经损伤，没有造成神经的阻断，这样的损伤多数情况在手术后几个月会慢慢恢复。神经的挫伤及钳夹伤虽然没有切断神经，但神经纤维可能受到了较大的损伤，有可能不能完全恢复。如果手术中喉返神经被切断，那么基本不会完全恢复。即使将喉返神经断端吻合，由于神经纤维束的复杂性，神经功能也是不能完全恢复的。当然，并不是所有的喉返神经损伤都会表现出来声音嘶哑，如果当神经损伤时，声带正处于正中位，那么术后可能就不会出现声音嘶哑。

2. **手术后手脚麻木，是不是要一直补钙**

甲状腺手术尤其是甲状腺全切除术后，部分患者会出现手脚麻木的症状。

这是由于甲状旁腺功能下降导致体内甲状旁腺激素降低，而进一步导致低血钙所造成的症状。出现症状后及时补钙会使这些症状明显减轻或消失，不用一直补钙。什么是甲状旁腺呢？甲状旁腺是贴附于甲状腺腺体后被膜，体积与绿豆大小相似的黄褐色小体，一般左右各2个，一共4个，形态近似于椭圆形。甲状旁腺的颜色与脂肪球及淋巴结相近，所以不容易分辨，可能会被误切，当然，

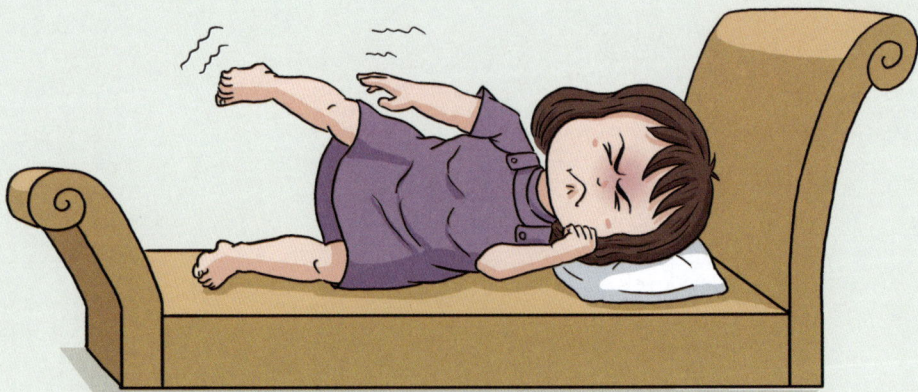

多数情况下医生会尽全力保留全部的甲状旁腺。但有时术后也会出现甲状旁腺功能低下，这是由于甲状旁腺是紧密贴附于甲状腺后被膜的，双侧甲状腺切除后，甲状旁腺的血供会受损，从而导致甲状旁腺的功能下降，多是情况下甲状旁腺功能会很快恢复，最长半年内可以恢复正常。

3. 医生说颈部淋巴结清扫后可能出现乳糜漏，对患者有什么伤害

乳糜漏为淋巴漏的一种，也就是淋巴液流入了手术区域。颈部的淋巴引流非常丰富，尤其是左侧颈部，有很粗的淋巴管，通常淋巴液是透明的，所以手术中很容易就忽略了淋巴液的流出，术后淋巴液就会经过引流管引流出来。左侧颈部最粗的淋巴管叫胸导管，引流肠道消化吸收的脂肪乳糜，呈白色。当然，如果淋巴液的量非常少，那么经过保守治疗是可以愈合的，但如果淋巴液的每日引流量大于500ml甚至越来越多，那么可能就需要再次手术将淋巴管封闭住。

4. 切除了一侧甲状腺，为什么也可能要终身服用甲状腺素片呢

甲状腺分为左右叶，分泌甲状腺激素以供机体需要。当切除一侧甲状腺腺体后，本来由两侧腺体干的活儿，只剩下一个腺体来干，如果保留的腺体可以完成机体对甲状腺激素的需要，那么随诊10年以上肿瘤不复发，就可能考虑不用服用甲状腺素片。如果不能完成机体的需求，那么还是要终身服用甲状腺素片，否则会导致甲状腺功能减低。

5. 甲状腺手术后为什么会感觉颈部皮肤麻木

颈部的感觉神经来自颈丛皮神经，顾名思义，颈部感觉神经像丛林一样茂密，甲状腺手术特别是颈清扫手术，不可避免地要切断部分皮肤末梢神经和小的神经分支，所以颈部皮肤术后肯定会感觉不同程度麻木，但是，不用担心，这些细小神经大多能重新生长，这样的感觉就能基本恢复，但神经生长慢，一般会历经6~12个月时间。

6. 甲状腺手术切口上方术后会出现肿胀是怎么回事

人体的淋巴和静脉都是从周围流向心脏方向，甲状腺的手术切口是横向的，所以术后皮肤上方淋巴和静脉引流受阻，加上创伤炎症反应，这样

就导致了切口上方皮肤外观看起来肿胀，而且还会发硬，这种变化也是需要历经数月才会慢慢好转。

7. 甲状腺手术后伤口会不会特别疼，需要吃止痛药物吗

颈部皮肤的痛觉感受不如其他部位（如四肢）敏感，因此通常手术后的疼痛感都不强烈。一般情况下，很少有甲状腺术后的患者抱怨伤口疼痛。也有外科或者麻醉医生在手术中在切口的皮下注射长效局部麻醉药物以缓解患者手术后的疼痛。当然，疼痛特别敏感的患者也可以应用止疼药物来缓解疼痛。

8. 甲状腺手术后感觉咽喉疼痛是怎么回事

甲状腺长在喉气管周围，虽然手术本身并不会伤及咽喉，但手术创面离咽喉部很近，此外，疼痛还与全麻气管插管有关系。全麻是需要将一根拇指粗细的塑料空心管经"嗓子"插进气管的，在这个过程中难免会损伤"娇嫩"咽喉黏膜，从而加重患者在手术后嗓子疼痛感觉。这样的疼痛几天内就会好转，当然对于有慢性咽炎的患者和吸烟的患者，恢复的时间会比较慢，可以进行对症治疗。

9. 手术切口如何保护会减少瘢痕的形成

由于甲状腺的切口位于颈部的正中比较显眼的地方，所以愈合得好不好非常重要。如果患者本身不是瘢痕体质，经过比较恰当的处理，切口一般都愈合良好。瘢痕形成与伤口张力大小有关，对于患者自己来说，手术后一定不要牵扯切口，比如甲状腺手术位于颈部，就尽量不要用力抬头，否则就会牵扯颈部的切口，手术后也可以应用一些正规的祛瘢痕的药物。如果由于自身的瘢痕体质导致瘢痕增生，后续可以去整形美容科就诊。

10. 为什么甲状腺癌患者手术后会出现吞咽不适

一些甲状腺癌手术后的患者，会比较长时间有进食时不舒服的感觉，感觉嗓子里好像有东西一样。这个感觉的学名叫咽部异物感。咽部异物感原因很复杂，包括桥本甲状腺炎、慢性咽炎和胃食管反流等均可以引起咽部不适，并不是甲状腺癌复发导致的症状。另外，甲状腺手术1年内，喉气管周围可能有瘢痕粘连，当进食吞咽时，瘢痕牵引也会影响吞咽的感觉。

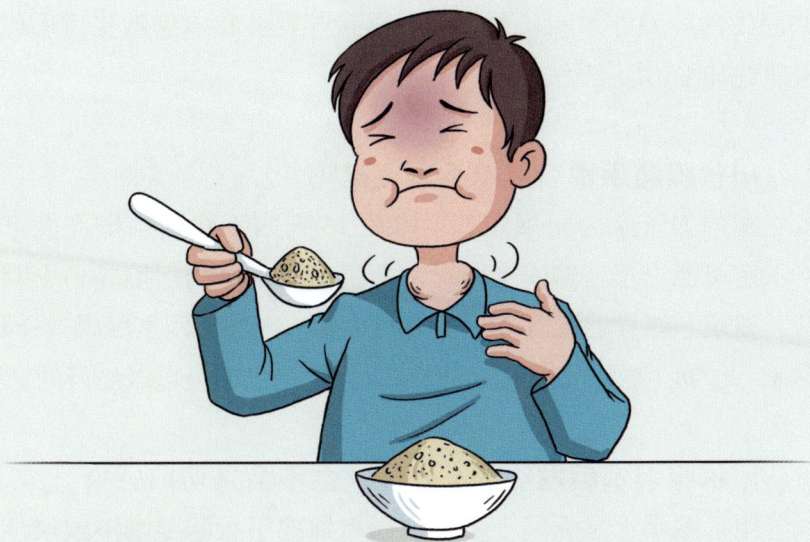

11. 甲状腺癌手术后吃甲状腺素片会不会对身体有影响

甲状腺激素是人机体所需要的物质，就像胰岛素一样，对身体是没有害处的。不过，甲状腺素片吃得过多，就会导致甲亢的症状，比如心率加快、心慌或脾气暴躁等症状。所以只要甲状腺激素的剂量不过量，对身体是不会有害的。怀孕的妇女和哺乳期的患者都是可以服用甲状腺素片的。

12. 甲状腺癌手术后的女性是不是还可以生孩子

当然可以，适龄的甲状腺癌手术患者，是可以生育的。甲状腺癌患者的年龄段偏低，所以很多二三十岁的甲状腺癌患者，手术后都可以生育的。在怀孕期间或者哺乳期间都可以服用甲状腺素片。由于甲状腺癌的恶性程度比较低，如果在孕期发现甲状腺癌复发，一般可以等分娩结束以后再手术。

13. 甲状腺癌会遗传吗

除了因为 RET 基因突变导致的家族遗传性髓样癌，其他甲状腺癌遗传比例很低，大约只有 5%，但是临床上母女同时患有甲状腺乳头状癌的情况并不罕见。如果直系家族中出现 3 例及以上的甲状腺癌患者，由遗传因素导致甲状腺癌的概率可能 >90%；如果只有 2 例出现，由遗传因素导致的可能为 31%~38%。这种母女俩同时患有甲状腺乳头状癌的现象主要是由甲状腺癌的发病率高或者共同生活环境导致的。至于女性甲状腺乳头状癌患者生育后代，遗传给下一代的可能性几乎可以忽略。

14. 甲状腺癌手术后可以乘坐飞机吗

国内的航空公司规定，手术后15天内不建议乘坐飞机出行，此规定可能出于普遍安全考虑。但机舱正常压力环境并不影响甲状腺手术伤口愈合。建议一些异地就医进行手术的患者，手术后回家尽量选择路面交通，如果手术后15天内必须乘坐飞机，可以请求医院医生出具可以出行的证明。

15. 甲状腺手术后发热怎么处理，会不会是切口感染

甲状腺手术是无菌手术，现在单纯的甲状腺手术不建议手术前预防性使用抗生素。甲状腺手术后切口感染非常少见，因为颈部的血供很丰富，不容易引起切口感染。但很多患者在手术后1~2天会出现发热，只要是不超过39℃，这种发热一般属于手术创伤炎症发热，不用担心也无需应用抗生素，慢慢就会恢复。当患者高热时，一定要先查白细胞是不是升高，升高表明可能有感染，当然，也有部分患者是由手术后上呼吸道感染引起的发热，一定要注意区分。如果手术后高热并伴有切口的红肿，一定要及时处理切口，控制感染。

16. 甲状腺癌手术后会不会出血

这是当然，任何手术都存在着手术后术区出血的可能性。甲状腺手术后出血概率为0.5%~5%，一旦出血是比较危险的，因为气管和喉返神经就暴露在手术区域里，如果出血量比较大且没有及时处理，形成的血块可能压迫气管或者喉返神经，导致患者呼吸困难，严重时可能危及生命，紧急情况还可能行气管切开来开放通气道。虽然术中医生都会仔细止血，但术后出血仍然不能百分百避免，那么甲状腺手术的患者术后怀疑出血该怎么办呢？首先患者需要冷静，立即通知值班护士或医生，医生可能会在病房初步进行伤口拆开，减少积血对呼吸道的压迫，接下来可能需要将患者重新送到手术室进行止血。

17. 患者如何配合医生避免伤口出血呢

建议术后在病床上保持安静；避免颈部活动；避免憋尿；如果伤口疼痛明显建议请医生用止疼药；如果恶心要用止吐药，避免强力呕

吐。术前控制好高血压、停用抗凝药、减肥等措施都能减低出血风险。

18. 颈部淋巴结清扫后，同侧的胳膊抬不起来是怎么回事

如果甲状腺癌患者伴有颈侧的淋巴结转移，就需要做侧颈部淋巴结清扫。在颈后侧上方，有一根名叫副神经的神经通过，这根神经支配控制肩关节活动的肌肉。所以，如果副神经受损了，肩膀活动就会受限或者有肩痛的感觉。如果手术中副神经没有切断，神经的功能是可以慢慢恢复的，但如果神经断了，就不能完全恢复了。当然还是可以通过功能训练来恢复肌肉的部分功能。

19. 甲状腺癌手术后为什么唱歌时高音唱不上去了

甲状腺手术中，不仅需要保护喉返神经，也需要保护一下更加细小的喉上神经。喉上神经是控制说话音调的神经，由于特别细小，甲状腺手术时很容易损伤，就会导致手术后说话声音低钝，高音唱不上去。如果神经没有切断，慢慢是可以恢复的。一般不会影响患者的正常生活。但大多患者甲状腺术后发音的改变，是由术后咽喉部的炎症引起的，一般等炎症慢慢消退了，症状就会改善了。

20. 甲状腺手术中喉返神经被切断了，有什么好的方法吗

喉返神经损伤是甲状腺手术中最常见的并发症。如果是单侧喉返神经切断，症状只是声音嘶哑，一般不会影响正常生活；如果是双侧喉返神经同时损伤，那么就可能引起呼吸困难，这种情况下就有生命危险了，可能就需要作气管切开手术，这样就会对正常生活产生较大的影响。那么喉返神经断了，把它缝合上是不是可以呢？首先要认识一下喉返神经，它包括不同的小支分别支配喉内复杂肌肉和感觉，包括可以开大声门和关闭声门的肌肉。如果简单地将喉返神经的断端缝合，不同功能的细支神经

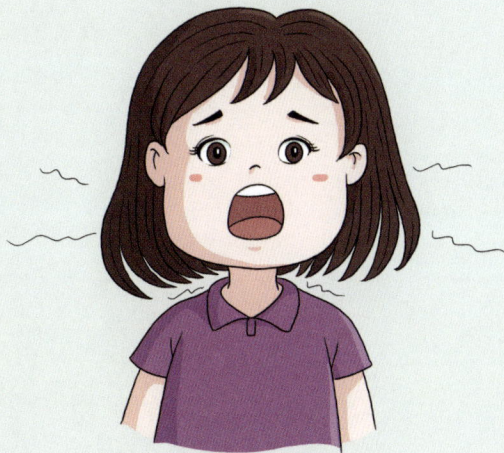

可能"错位"生长，也就不会恢复正常的功能，喉返神经切断后再吻合效果欠佳，但是可以防止声带肌肉萎缩，也能改善发音质量。

　　单侧喉返神经损伤的症状——声音嘶哑，是由于同侧的声带不能活动了，导致发音时声门不能很好地闭合，声门会留有一条缝隙。耳鼻喉科治疗的方法就是用填充物把固定的声带侧填充起来，这样声门就可以闭合上，发音就可以改善。而如果双侧喉返神经同时损伤引起呼吸困难，主要是声门完全闭合不能打开，就引起了呼吸困难，耳鼻喉科的治疗方法就是激光切除部分声带组织，就好像在声门上打开了一个小洞，这样患者就可以呼吸，不用长期带气管切开套管。

（徐国辉）

二十三、甲状腺癌能治好吗

1. **甲状腺癌的预后怎么样**

甲状腺癌是内分泌系统和头颈部肿瘤中最常见的恶性肿瘤，每年甲状腺癌新发病例占所有癌症病例的 1%~5%，女性甲状腺癌发病率高于男性，约是男性的 3 倍，甲状腺癌的发病年龄相对年轻，发病率随年龄的增长而上升。近 30 年来，甲状腺癌发病率持续快速增长，引起了人们的广泛关注。甲状腺癌根据其病理特点分为乳头状癌（PTC）、滤泡性癌（FTC）、Hürthle 细胞癌、髓样癌（MTC）和未分化癌（ATC）等，其中甲状腺乳头状癌为主要类型，占甲状腺癌的 79%~94%。绝大多数甲状腺癌患者预后良好，其 5 年、10 年和 30 年生存率分别为 97%、93% 和 76%。未分化癌虽然少见，但恶性程度高，预后差。

甲状腺癌患者大多有 10~30 年生存期，因而多数研究涉及的甲状腺癌预后因素是指影响甲状腺癌复发的因素，而非影响患者生存的因素。

（1）性别与年龄因素：女性甲状腺癌发病率约为男性的 3 倍，但男性患者甲状腺外组织侵犯率、远处转移率、复发率及死亡率均高于女性。甲状腺癌患者确诊时的年龄影响预后，确诊时年龄大于 45 岁复发的风险会增加，确诊时年龄 <20 岁的患者，一般分期较晚且容易发生局部及远处转移，但是该年龄组的死亡率并不高，40 年的随访结果显示甲状腺癌归因死亡率仅为 2%，但发病年龄在 10 岁及以下的甲状腺癌患者一般恶性程度较高，预后稍差。

（2）病理类型：恶性肿瘤的病理组织学类型是患者预后的一个重要决定因素。分化好的甲状腺癌预后通常很好，髓样癌预后较好，未分化癌通常预后很差。对于甲状腺乳头状癌，根据其组织学结构特征的不同又可分为很多亚型。高细胞型（长是宽的 2 倍）通常与疾病高分期相关，与典型的乳头状甲状腺癌相比，此类型甲状腺癌通常会在高年龄人群中发病，通常发生局部或远处复发的风险较高，最后总体生存率较差。尽管分化型甲状腺癌预后很好，但在随访近 30 年的过程中，约 30% 的甲状腺癌患者会复发，最终一小部分患者会死于甲状腺癌。应该在病理学层面通过风险因素的评估建立起复发风险评估模型，以便临床医生选出存在高复发风险的患者，对其进行更彻底的手术或者辅助治疗，对于那些低复发风险的患者，尽量避免过度治疗。

（3）肿瘤大小：肿瘤大小与甲状腺乳头状癌患者的预后相关，肿瘤越大越容易发生局部或远处转移，小于 1cm 的甲状腺癌通常不会致死。有研究表明小于 1cm 的甲状腺微小癌患者的死亡率在 0~2.2% 之间。然而，甲状腺癌的复发风险以及归因死亡率与肿瘤大小却呈线性相关。有研究表明，与肿瘤 >4.5cm 的甲状腺癌患者相比，肿瘤直径小于 1.5cm 的甲状腺癌患者 30 年归因死亡率仅 0.4%，而前者高达 22%。但也有研究表明原发灶直径是否大于 5cm 只会影响甲状腺癌的复发率，而对生存没有影响，肿瘤大小与甲状腺癌患者生存结局的关系需要进一步研究。

（4）淋巴结转移：临床就诊时即发生淋巴结转移的构成比在不同研究中的结果不一致，主要原因是因为采用不同的检查方式或手段对于确定淋巴结是否转移有很大影响。在超声广泛应用之前，大约 15%~30% 的患者存在局部淋巴结转移，超声发现小结节能力的逐渐增强，使当前淋巴结转移发现率有轻微上升。淋巴结转移对于患者预后的影响，目前并未获得一致性结论。有研究表明，出现淋巴结转移对于 45 岁以下甲状腺癌患者的生存率没有影响，只会增加局部复发风险，对于 45 岁以上的患者，淋巴结转移会增加患者的死亡风险。

2. 什么样的患者是甲状腺癌晚期患者

根据美国癌症联合委员会（AJCC）癌症分期手册，甲状腺癌根据原发灶大小（字母 T 代表）、淋巴结转移（N）和远处转移（M），从低到高分为 I~IV 期，其中 I、II 期通常称为早期，III 期为中期，IV 期为晚期。专业 TNM 分期很复杂，患者不必费时弄清楚。对于最常见的甲状腺乳头状癌，只要患者的年龄不超过 55 岁都不会是中晚期癌，因为即使发生肺转移也是 II 期，否则都是早 I 期。超过 55 岁的甲状腺乳头状癌也只有甲状腺癌长大到无法手术或远处转移的患者是晚期癌，只要能做手术一般都不是晚期癌。当然，对于不幸患甲状腺未分化癌的患者，由于肿瘤恶性度高，不容易治好，一律都是晚期。

目前对于晚期甲状腺癌，如果能手术还是先手术，术后辅以碘 -131 治疗以及长期促甲状腺激素（TSH）抑制治疗，部分对放射性碘治疗不敏感的患者可进行体外放射治疗。近年随着对肿瘤发生的分子信号传导途径认识的深入，甲状腺癌的靶向治疗从抑制肿瘤新生血管，逐步转向对甲状腺癌特异性基因突变及联合药物治疗，有望成为晚期甲状腺癌患者治疗的重要部分。目前，酪氨酸激酶抑制剂索拉非尼和乐伐替尼获得了美国食品药品管理局（FDA）和欧洲药品管理局（EMA）的批准用于治疗放射性碘治疗（RAI）难治性甲状腺癌。

3. 为什么有的病友反复挨"二刀"

甲状腺癌复发与两个因素密切相关，一是肿瘤本身大小和淋巴结转移的程度。比如小于 2cm 的普通甲状腺乳头状癌又没有淋巴结转移，10 年内复发可能性小于 5%；相反，首次就诊时超声或穿刺就发现颈部淋巴结转移的患者，尽管做了颈淋巴结清扫术，10 年内肿瘤复发的可能性为 20% 左右。另一个因素就是是否接受了正规的治疗。近年来，甲状腺肿瘤的发病率明显上升，大量患者接受了外科手术治疗，但规范化的甲状腺手术理念和术式的普及尚有不足，不仅影响患者的预后，还导致大量患者因各种原因而需要接受再次手术。

需要再次手术的患者，其主要的手术内容是甲状腺叶的补充切除及颈部淋巴结清扫。一部分患者是疾病发生自然进展，如单侧癌行单侧腺叶切除加中央区淋巴组织清扫后，同侧颈侧区淋巴结发生转移，或对侧腺叶再次出现癌灶、对侧中央区发生淋巴结转移等，此类患者一般不用再次处理原手术区域，再次手术的难度和风险也相对较小。而绝大多数患者接受再次手术的原因是首次手术不规范、切除不彻底，包括原发灶切除范围不够、颈部淋巴结清扫不规范，如甲状腺癌仅行肿物剜除术、腺叶部分或大部分切除术，颈淋巴结清扫范围不够或有遗漏等。这类患者再次手术时局部瘢痕严重，正常解剖结构消失或改变，手术风险尤其是永久性并发症风险较大。近两年甲状腺结节热消融技术广泛开展，越来越多的

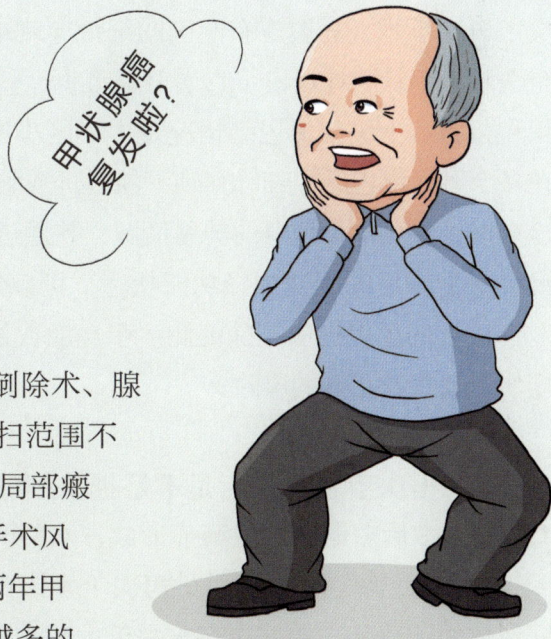

甲状腺癌患者主动或被动接受了肿瘤消融治疗，但是否会增加肿瘤复发还有待时间和大数据证实。

4. "二刀"手术复杂吗，为什么有时其他医生不愿接手

再次手术与首次手术不一样，手术难度明显增加，并发症可能增加，疗效可能不好，因此医生会更加慎重，充分考虑手术的获益和由此带来的风险。特别是"二刀"更换主刀医生的情况下更是如此。文献报道，甲状腺再次手术时约 20% 的患者可以发生暂时性或永久性喉返神经损伤，是首次手术时相关损伤的 5~8 倍。现在一般医院都利用术中神经监测装置实时监测喉返神经功能状态，但术中运用喉返神经监测技术并不能完全避免患者喉返神经损伤，但可以帮助医师快速限定喉返神经解剖范围，准确寻找、解剖和辨认喉返神经，并进一步客观评估喉返神经的功能，从而指导患者的围手术期治疗。甲状旁腺损伤在再次手术中更常见，近 50% 的患者可发生暂时性损伤，永久性损伤发生率可高达 22%，严重影响术后生活质量。

再次手术前检查和评估需要更加仔细，包括：①以前手术的详细资料：再次手术前，医生会非常重视第一次手术的具体情况，才能制订合理的二次手术方案，因此，如果患者要更换主刀医生，就必须提供原手术医院的详细资料，包括手术记录和病理报告等；②超声及穿刺：一般不能仅仅根据影像学的疑似证据便草率决定再次手术，一般应有明确的细针穿刺细胞学检查阳性结果，淋巴结穿刺应当有洗脱液甲状腺球蛋白（Tg）升高证据；③颈胸部 CT：了解残余甲状腺腺叶的体积和位置、上纵隔淋巴结情况及中央区小淋巴结的准确位置，如果患者颈部仍存在多个肿大淋巴结，细针穿刺不易进行或肿物性质不能确定，必要时应行 PET-CT 检查以了解颈部及全身的转移情况，并通过 SPECT 准确定位转移灶的位置；④喉镜：对于术后的喉返神经功能状态，可以通过纤维喉镜了解双侧声带运动情况，发音正常的患者也应排除健侧声带功能代偿的可能；评估再次手术双侧喉返神经损伤以及气管切开的风险。

5. 再次手术时机，是不是越快越好

术后短期内术区瘢痕形成、水肿明显，组织质地变脆，大量新生血管再生，解剖结构紊乱，再次手术比较困难。因此甲状腺再次手术时间应根据具体情况确定，最好选在末次手术后 1 周以内或 3 个月以后。对于术前或冰冻

切片诊断良性病变，术后常规病理诊断甲状腺癌而仅行腺叶部分切除的患者，应根据癌灶的大小和周围淋巴结的情况综合考虑是否再次手术，如需手术，应在明确诊断后尽快进行，此时组织之间尚无明显粘连，分离较易进行。一般认为手术10天后，再手术创面粘连较重，术野渗血明显，操作异常困难。因此，病情平稳的情况下建议等待3个月以后瘢痕趋于稳定时再行手术治疗。

（马骁）

二十四、甲状腺癌需要放射治疗吗

1. 什么是放射治疗

放射治疗，从字面意思看就是利用放射线进行治疗，它的原理是利用放射治疗设备产生放射线，放射线到达肿瘤组织，破坏肿瘤细胞，达到杀灭癌细胞的目的。这种治疗方式不仅可以杀灭看不见的癌细胞，还可以使看得见的大块肿瘤组织缩小，起到控制肿瘤生长，减少肿瘤组织的作用。和手术切除肿瘤一样，放射治疗也是一种局部治疗肿瘤的方法。放射治疗作为肿瘤的三大传统治疗手段之一（这里的三大传统治疗手段是一个统称，指的是手术、放疗及化疗），可以单独使用，也可以和手术、化疗等配合，作为综合治疗的一部分，可以提高肿瘤的治愈率。

2. 哪些甲状腺癌患者需要放射治疗

首先要强调的是：大部分甲状腺癌不需要放射治疗，只有很小一部分肿瘤患者需要术后放射治疗。这部分患者主要分为两类：第一类是那些分化不好的甲状腺癌患者，如甲状腺未分化癌，这类甲状腺癌虽然也是长在甲状腺上，但癌组织和正常的甲状腺组织相差甚远，完全不像甲状腺组织，这种癌组织都像是有自己的想法，就像是个管不住的孩子，随意生长，肿瘤长得比较大，长势比较迅猛，通常无法手术切除，这时候就需要放射治疗来遏制肿瘤生长，同时缩小肿瘤病灶。第二类是分化较好的甲状腺癌（甲状腺乳头状癌及甲状腺滤泡癌）手术切除不干净，或者是无法手术切除的患者，这类甲状腺癌发展到晚期单纯手术无法控制，可能需要放射治疗，以杀灭肿瘤细胞，抑制其生长，减少肿瘤细胞向远处扩散的可能性。

3. 放射治疗的时间长吗

每次放射治疗时间不长，一般5~15分钟不等，周一至周五每天治疗一次，周末休息两天，一共治疗的次数要依据患者的肿瘤性质、肿瘤分期、治疗目的、患者的身体状况等多方面因素，一般需要花4~6周时间。

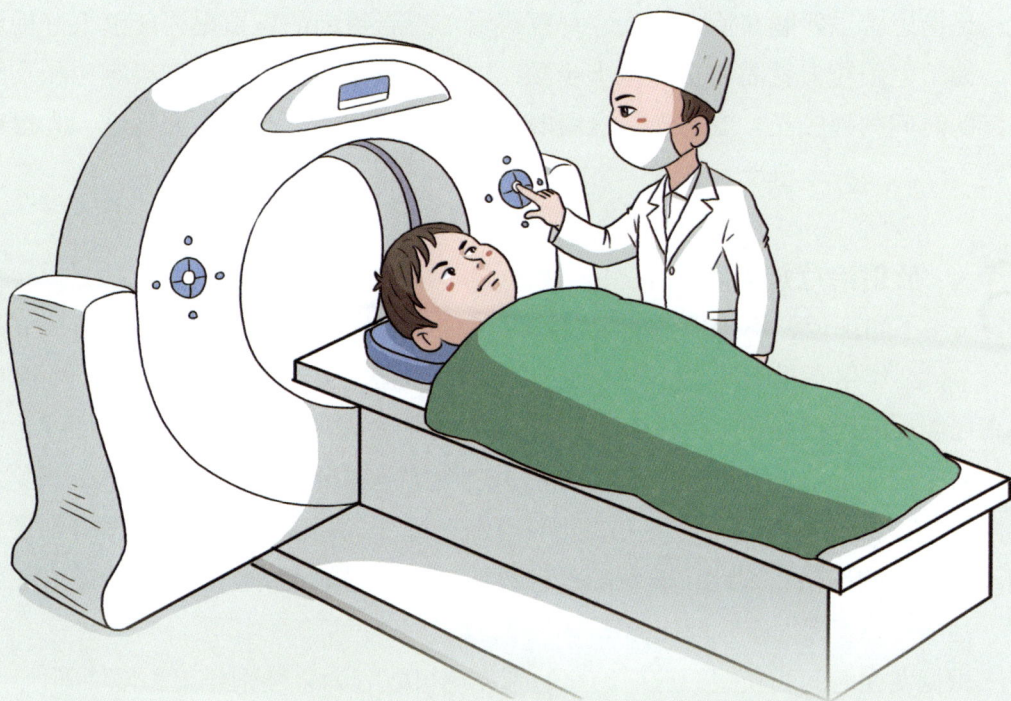

放射治疗时，患者需躺在一张比较窄的床上，将事先准备好的模具覆盖于需要放射治疗的部位，相当于固定患者的位置，尤其是肿瘤的位置，保证治疗过程中射线准确地作用于肿瘤，减少周围正常组织的损伤。

4. 放射治疗的流程是什么

一旦确定患者需要做放射治疗，一般流程是：①做模：患者需躺在治疗床上，依据需要放疗的部位制作模具，甲状腺癌患者的放疗部位一般在头颈部，即脑袋和脖子的部位，依据患者头颈部的外形制作模具，这种模具主要用于放疗过程中固定患者位置，尤其是肿瘤的位置；②定位：放疗的患者首先要进行 CT 及磁共振扫描，主要是为了得到患者肿瘤及相关部位的扫描影像，后期医生会依据这两种影像勾画靶区以及制订放疗计划；③靶区勾画：医生依据患者的 CT 及磁共振影像进行靶区勾画，主要是指医生在影像上确定肿瘤的位置，明确放射线达到的部位及剂量，就像是给放射线画的靶子一样，放射线只能打到靶子上；④制订放疗计划：医院内有专门制作放疗计划的医生，我们称作物理师，物理师会依据医生勾画的靶区制订放疗计划，就是指怎么照射才能使放射线准确地打到靶区上，而且符合肿瘤需要的剂量，同时对周围正常组织的损伤最小；⑤复位：是指患者重新躺在治疗床上，观察模具与患者目前的位置是否能够很好地重合，如果差距较大就需要重复以上步骤，这个步骤不一定会有，如果定位和实际放疗的时间间隔较长，或患者在这段时间内体重变化较大，就需要复位；⑥最后开始放疗。

5. 放射治疗痛苦吗

不同部位、不同患者的放射治疗过程和反应也不相同。有些患者放疗的副作用不是很明显，可能没有很大的感觉，也不怎么影响食欲，而有些患者可能反应比较强烈（具体表现见下文），甚至会因为无法耐受副作用而停止治疗。对于需要放射治疗的甲状腺癌来说，烤电的范围要依据肿瘤的大小，双侧颈部淋巴结是否转移来定。一般主要照射范围在颈部，颈部的所有组织器官都会受到不同程度的损伤，因此，随着治疗次数的增多，局部不舒服的感觉会越来越强烈，甚至有患者因为这些反应而不得不停止治疗。

根据发生时间的长短，放射治疗的副作用可以分为急性副作用和慢性副作用。放疗急性副作用一般在开始治疗后不久就会立即表现出来，而慢性副作用需要几个月甚至是几年才能显现出来。急性副作用通常在治疗结束后不久就能基本消除，而慢性副作用却可能会永久性存在。

对于甲状腺癌来说常见的急性副作用包括：①局部皮肤的反应：照射野内皮肤的色素沉着，干性和湿性脱皮，颈部皮肤纤维化，简单来说就是颈部皮肤会慢慢发黑，皮肤脱皮，暴露出红色的皮下组织，放疗结束后颈部组织会慢慢地发硬，整个脖子的活动度及灵活性下降；②口腔黏膜的红肿、疼痛、溃疡：简单来说就是口腔内肿胀、发红、疼痛，吃饭的时候食物的刺激会加重这些感觉，严重者会出现溃疡，影响进食，甚至会因为无法进食而需要放置鼻胃管（一根从鼻腔插入直至胃内的管子，用来直接向胃内打食物，食物不经过口腔，有助于减少对口腔内黏膜的刺激，促进其恢复），放疗结束后这些感觉会慢慢减轻，直至消失；③照射野内的脱发：甲状腺癌的照射范围一般不会包括有头发的部位，所以大家所见到的那些光头的患者一般都不是放疗造成的；④骨髓抑制：一些患者会出现白细胞降低，贫血，这就需要患者定期查血，监测血结果，严重的血结果异常需要及时处理。

慢性副作用主要包括：①放射性骨坏死，伴发疼痛、感染：指照射区域内的骨头发生坏死，坏死后就会出现感染、疼痛、伤口长期不愈合等一系列不适症状。头颈部放疗后常见的就是下颌骨的坏死，患者会有下颌骨深部的疼痛、麻木感，甚至会在口内或皮肤表面形成一个小破口，有脓液流出，长期不愈合，这个时候患者就需要去医院就诊，行相关检查，明确是骨坏死后再做相应治疗，就诊科室一般是耳鼻喉颌面外科。②张口困难：就是大家平时所说的张不开嘴，正常人嘴巴可以张得很大，但一些放疗后的患者可能只能张开一点，这就会在很大程度上影响进食。③口干：接受放疗的患者在放疗结束后会慢慢出现口干，这主要是因为分泌唾液的腺体功能下降，分泌的唾液减少，不能满足人体的需求，患者就会感觉到口干，有些患者还会因为口干需要在晚间起来喝很多次水才能缓解。

6. 放射治疗的花费高吗

头颈部肿瘤放疗收费标准不太一样。一方面，不同地方、不同医院，收费标准是不一样的，经济发达地区和经济落后地区也是不一样的；另一方面，与采用什么样的照射技术也有关系，比如普通的条件不好的地方用二维放疗，可能收费较低，如果用三维放疗可能费用会增加，用适形调强放疗（一种更好的放疗方式），费用又会更高；第三方面就是与当地医保政策有关，医保可以报销多少、怎么报销也与患者最后实际支出的费用有关；最后，跟患者的具体放疗部位、放疗次数，是否需要同步化疗也有关系。

7. 放射治疗过程中需要注意什么

接受放射治疗的患者要保持放疗处皮肤清洁干燥，在清洗过程中尽量不要使用清洁产品，比如沐浴露和香皂等，清洁干净后尽量不要涂护肤品。放疗部位需要避风避光，就是说放疗部位不能晒到太阳，不能被风直接吹，阳光和风都会加重局部的皮肤反应，也会增加局部的不适感。放疗过程中，放疗部位会出现疼痛、瘙痒等不适感，但是不能抓或挠，可以局部涂抹一点止痒的乳膏。随着放疗次数的增加，口干的症状会越来越明显，需要多喝水，也可以喝一些茶来润喉。放疗期间的营养也很重要，需要保证充足而均衡的进食，如果因为出现口腔溃疡而无法进食，可以放置一根胃管，帮助进食。颈部放疗期间推荐做一些颈部运动，可以减轻皮肤紧绷的感觉。

8. 放射治疗结束后需要注意什么

甲状腺癌放射治疗结束后主要需要注意以下问题。首先，患者需要戒烟戒酒，减少生活中的不良习惯；其次，患者在日常的生活中一定要特别注意口腔卫生，在吃饭之后需要马上漱口，按时刷牙；第三，在放疗之后的两年内，尽量减少口腔手术，比如拔牙、牙齿的治疗等；最后，放疗结束后，可以进行适当的颈部锻炼，防止颈部的纤维化，可以行适当的颈部扭转动作，但要避免过度扭转，以免拉伤颈部肌肉。

（张亚冰）

二十五、甲状腺癌需要化疗吗

1. 什么是化疗

化疗是化学药物治疗的简称，顾名思义，就是利用化学药物杀灭癌细胞达到治疗目的。化疗是一种全身治疗的手段，无论采用什么途径进入人体，化疗药物都会随着血液流动走遍全身的绝大部分器官和组织，发挥疗效。这种治疗方式对于临床上检测不到的转移病灶（癌细胞实际已经发生转移，但因为目前技术手段的限制在临床上还不能发现和检测到）和临床上已经检测到的转移病灶都有一定疗效。需要注意的是，化疗对患者的心、肝、肺和肾脏等器官功能有一定要求，患者化疗前要检测这些组织器官的功能，只有功能正常的患者才能进行下一步治疗。

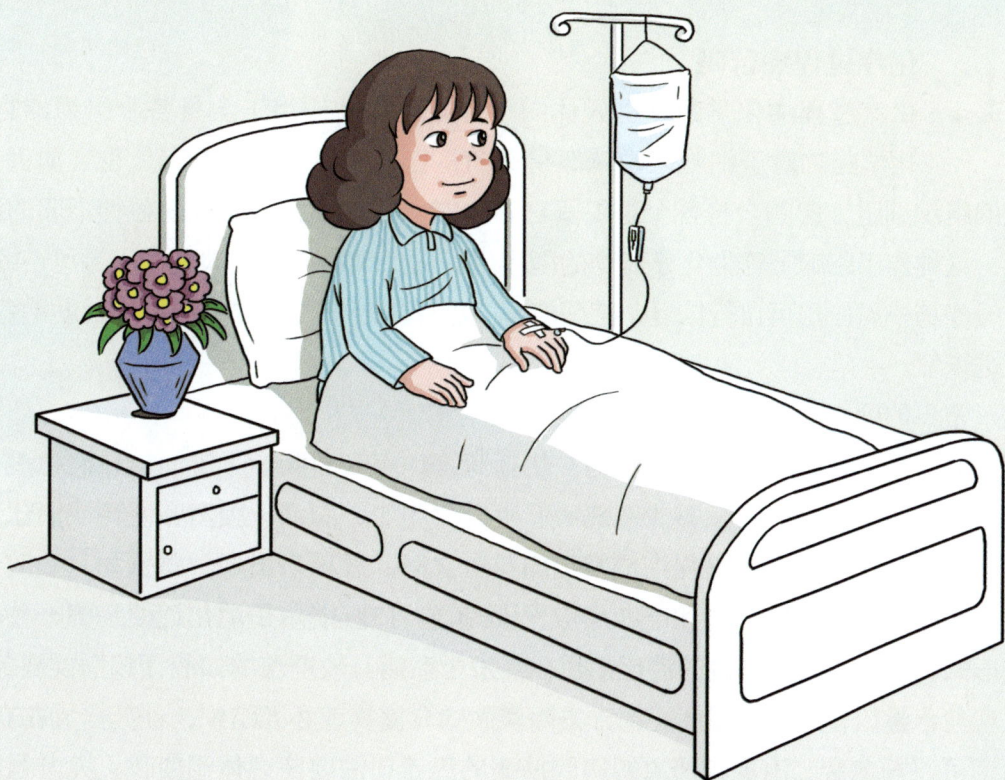

2. 哪些甲状腺癌患者需要化疗

需要强调的是：绝大部分甲状腺癌患者都不需要进行化疗。晚期甲状腺髓样癌或者晚期分化型甲状腺癌（指那些分化较好的甲状腺癌，如甲状腺乳头状癌、甲状腺滤泡癌等）都不需要化疗。只有局部病灶不可切除或复发转移的甲状腺未分化癌患者才考虑尝试化疗。是否需要化疗，具体的化疗方案还需要经过全面的检查、确定分期后，由临床医师决定，建议患者去正规医院就诊，听从医师的建议进行正规治疗。

3. 化疗的具体治疗方法是什么

化疗是利用化学药物进行治疗，药物进入体内的方式一般是静脉输液。部分化疗药物可通过口服的方式进入体内。简单来说，化疗是通过输液或者吃药的方式进行。由于化疗药物不仅会杀灭癌细胞，还会作用于全身各处的组织器官，影响其功能，因此化疗药物使用过程中会使用一些辅助用药，主要目的是保护这些组织器官的功能，改善患者身体情况，有助于整个化疗过程的安全顺利进行。

4. 化疗过程痛苦吗

化疗过程中化学药物进入体内，会无差别地作用于全身各个组织器官。

化学药物对于细胞来说就像是毒药，它不仅会杀死癌细胞，也会损害正常的组织细胞，影响全身各个组织器官的功能，导致临床上表现为各种不同的症状，这种作用临床上称为化疗药物的副作用。化疗药物所导致的副作用是可逆的，一般停药一周作用可自行恢复，某些情况下副作用较重，需要使用药物辅助治疗，促进恢复。

常见的副作用主要有以下几种。

（1）恶心、呕吐、便秘或腹泻：化疗药物作用于胃肠道，进而导致消化道反应，如食欲下降、饮食量减少、恶心、呕吐、腹胀、腹痛、腹泻、便秘或消化道溃疡等，其中恶心呕吐是化疗最常见的反应之一。近年来出现一些强力有效的止吐药，使得化疗后的恶心和呕吐反应大大减轻。口腔溃疡是消化道溃疡的一种表现形式，标志着其他部位的消化道也已经发生溃疡。较严重的口腔溃疡需要停药，生理盐水漱口，或冲洗溃疡局部，去除表面的分泌物或坏死组织，停药一周左右，溃疡可逐渐愈合。出现较严重的口腔溃疡的患者，需要注意体温变化，尤其是肿瘤晚期身体较差的老年患者，注意预防局部感染灶恶化，预防全身感染，及时停药处理。

（2）血细胞减少：化疗药物会导致骨髓抑制，从而引起血细胞减少。简单来说就是化疗药物会抑制骨髓的功能，骨髓是产生血细胞的重要场所，而血细胞主要包括白细胞、红细胞及血小板，这些血细胞会不断老化死亡，依靠骨髓产生新的血细胞进行补充，维持人体的需要。当骨髓功能被抑制时，这些血细胞的产生会减少，而血细胞的老化死亡依然在继续，这就导致血细胞的数量不断下降，在抽血化验时就表现为一种或几种血细胞数量的减少。停止化疗药物的使用后，血细胞减少较轻的患者可以自行恢复，而血细胞减少较重的患者一般需要药物的治疗才能恢复。因此在化疗过程中需要每周进行抽血检查，监测血细胞数量的变化，血细胞减少较严重时需要及时处理。

（3）静脉炎：化疗药物都有很强的刺激性，绝大多数都是以静脉输液的方式进入体内，这就会刺激输液的血管，引起不同程度的静脉炎，表现为输液静脉的血管颜色变成暗红色或暗黄色，局部疼痛，触之呈条索状。严重者可导致栓塞性静脉炎，发生血流受阻。

（4）皮疹、瘙痒、脱发、手足综合征：化疗药物有一定的皮肤毒性，会导致皮疹、皮肤瘙痒、脱发，甚至溃疡、糜烂等症状。这些反应的程度通常与药物的浓度和剂量有关，一般是可逆的，在停止化疗后会慢慢恢复。手足综合征是化疗引起的手掌/足底感觉迟钝或肢端红斑，是皮肤毒性的一种，主要发生于受压区域。肿瘤患者在接受化疗或分子靶向治疗的过程中可出现。手足综合征的特征表现为麻木、感觉迟钝、感觉异常、麻刺感或疼痛感，皮肤肿胀或红斑，脱屑、皲裂（指皮肤变硬、裂开）、硬结样水疱或严重的疼痛等。出现手足综合征的患者在日常生活中尽量避免手部和足部的摩擦及接触高温物品，如不要穿紧而不合脚的鞋，要避免手和足的摩擦和受压，避免激烈的运动和体力劳动，减少手足接触热水的次数，包括洗碗碟和热水澡，戴洗碗手套并不能减轻伤害，因为橡胶会储存热量，损害手掌的皮肤。使用能减震的鞋垫，在家可以穿拖鞋，坐着或躺着的时候将手和脚放在较高的位置，可以预防手足综合征。保持手足皮肤湿润可有助于预防和使病灶早日痊愈。把双手和双足用温水浸泡10分钟后擦干，再涂上护肤霜，如凡士林软膏等，这样可以有效将水分吸附在皮肤上。注意避免在阳光下暴晒，减少风吹，可防止症状恶化。如果出现水疱要请医务人员处理。出现脱皮时不要用手撕，可以用消毒的剪刀剪去掀起的部分。较轻的手足综合征在采取上述措施的同时可以继续用药，较重的手足综合征则需要减量或停药，建议患者去正规医院就诊，听取医生的建议，在医生的指导下决定进一步治疗。

（5）手麻、脚麻、感觉异常：这是化疗药物的神经毒性所导致的，部分化疗药物可引起周围神经炎，表现为手指或脚趾的麻木，感觉异常；有时还会作用于胃肠道的神经组织，导致胃肠道动力不足，发生便秘或麻痹性肠梗阻；有些药物还会产生中枢神经毒性，主要表现为感觉异常、精神异常、肢体麻木、刺痛、步态不稳、嗜睡等。

（6）过敏反应：化疗药物容易导致过敏反应，一般发生在药物输注过程中，最常表现为皮疹、皮肤瘙痒、发热、寒战等，较严重的过敏反应可表现为低血压、呼吸困难，甚至过敏性休克等。在输注化疗药物之前一般会先输抗过敏的药物，可减少或减轻患者的过敏反应。

（7）心、肝、肾损害：化疗药物可损害心脏功能，尤其是在长期用药之后，可表现为心律失常、心功能不全等，一旦出现心功能损伤，建议患者就诊于正规医院，在医生的指导下积极治疗；肝损害主要表现为肝功能下降、转氨酶升高，严重者可出现黄疸，轻症的肝功能损伤可在配合保肝药物的治疗下继续使用化疗药物，重症者则需要减量或停药，并积极进行保肝治疗，待肝功能恢复后再决定是否继续化疗；肾损害可表现为尿素氮、肌酐升高，同样，轻症者可继续用药，重症者则需要减量或停药，待肾功能恢复后再决定下一步治疗。心功能损伤会在心电图上有所表现，而肝功能、肾功能损伤的指标主要表现在抽血化验的结果、尿常规检查的结果上，所以说，患者要遵医嘱定期检查，及时发现异常变化，早期处理。

大部分化疗的不良反应是可逆的，通过一些辅助药物的使用可以控制或者减轻副作用。但化疗毕竟是一种损害范围较大、作用目标不够精确的治疗手段，临床医生会严格掌握化疗适应证、规范合理地制订化

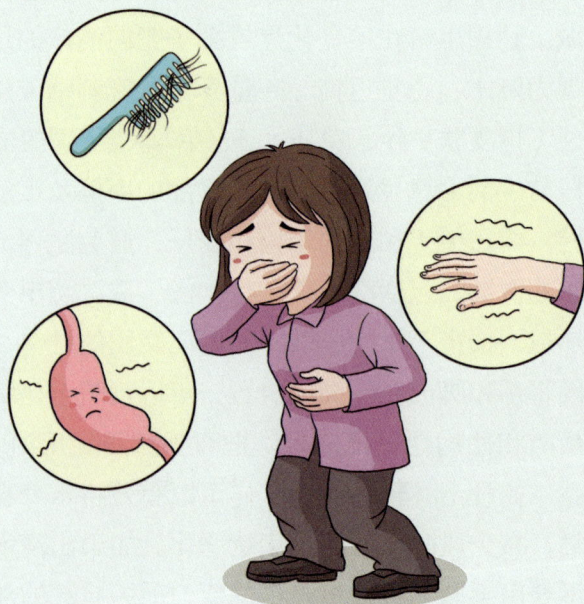

疗方案和采取必要的预防措施，因此患者的配合尤为重要，遵医嘱积极配合相关检查及治疗是化疗过程顺利进行的必要条件。

5. 化疗花费高吗

目前化疗的药物总的来说并不贵，而且一般都可以报销。但是化疗辅助药物可能比化疗药物本身要贵，比如升血针、止吐药等。当然，也与患者选择使用哪种化疗和辅助药物、化疗的次数都有关系。目前对于甲状腺癌来说，化疗药物可选择国产的，也可选择进口的，国产药物相对较便宜、性价比较高，进口药物价格较高。至于选择进口还是国产药物，可根据患者自身情况以及家庭经济情况来定。不同的人对药物的反应不同，疗效也不同，所以化疗药物不以价格论英雄。

6. 化疗结束后还需要注意什么

化疗结束以后，随着药物的代谢，身体各个器官组织的功能会逐渐恢复，化疗期间出现的不良反应会逐渐消失或好转。而患者此时并不能掉以轻心，最后一次化疗结束后，还是要每周复查血常规及生化检查，直至结果恢复正常。对于肿瘤来说，化疗结束只是对它的抑制或打击因素解除了，后续如果肿瘤还存活的话，肿瘤还是会慢慢再次生长起来，所以治疗结束后的定期复查也是至关重要的。

（张亚冰）

二十六、哪些患者需要甲状腺癌靶向治疗

1. 什么是靶向治疗

靶向治疗，从字面意思理解就是，肿瘤好比一个靶子，而我们使用的靶向治疗药物就像手枪里的子弹或弦上的箭一样，射出去的子弹或箭只能是朝着靶子去的，最后打在靶子上才算是好子弹、好箭。靶向治疗也是一样，药物进入体内后会定向性地作用于肿瘤组织，抑制其生长，促进肿瘤细胞死亡，而靶向治疗药物对正常组织的损伤会大大减小。不像化疗药物无差别地作用于全身各个组织器官，靶向治疗药物是有选择性的，主要作用于肿瘤组织。靶向治疗的出现为晚期甲状腺癌患者的治疗提供了新的希望和方向，虽然目前国内批准上市的、用于治疗晚期甲状腺癌的靶向治疗药物不多，但国际上的相关研究正处于蓬勃发展的阶段，相信在不远的将来，一定会有更多的靶向治疗药物进入国内市场，并被国家药品监督管理局（NMPA）认可，为越来越多的晚期甲状腺癌患者带来希望。

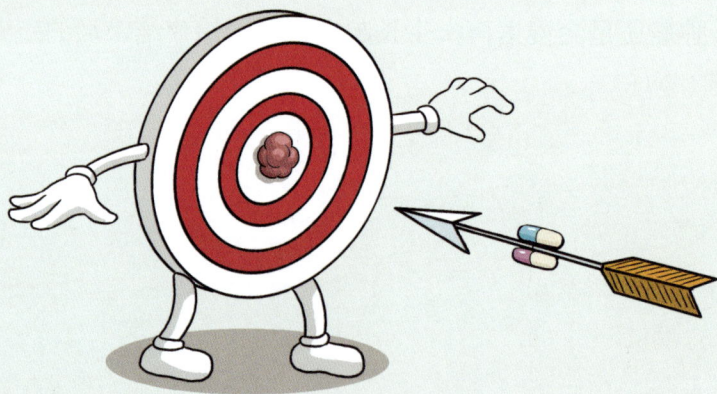

2. 哪些甲状腺癌患者需要靶向治疗

与化疗一样，只有一些晚期甲状腺癌患者才适合靶向治疗，而且在治疗前还需要检测肿瘤细胞上是否存在靶向治疗药物所对应的靶点，即我们上文所说的靶子。只有肿瘤细胞上有这样的靶子，我们的药物进入机体后才能打到相应的靶子上，发挥抑制肿瘤的作用。根据不同的靶点，靶向治疗药物也有所

不同，目前适合靶向治疗的甲状腺癌主要有三类：①碘难治性分化型甲状腺癌；②晚期甲状腺髓样癌；③甲状腺未分化癌。

3. 适用于碘难治性分化型甲状腺癌的靶向药物有哪些

甲状腺乳头状癌和滤泡状癌总称分化型甲状腺癌，一般根治性手术切除后 5 年生存率在 90% 以上。碘 -131 治疗是分化型甲状腺癌术后常用的辅助治疗措施。大多数患有分化型甲状腺癌的患者经手术、碘 -131 治疗和促甲状腺激素（TSH）抑制治疗后预后良好。但有一小部分分化型甲状腺癌的患者在碘 -131 治疗过程中患者病灶不摄碘或碘摄取不足，简单来说就是这部分患者碘 -131 治疗无效，这部分患者被称为碘难治性分化型甲状腺癌，预后较差。这个时候就需要其他的治疗方式来遏制，甚至杀灭肿瘤细胞，靶向治疗在这个时候就可以登场了。到目前为止，最具前景的碘难治性分化型甲状腺癌靶向药物是多激酶抑制剂（药物的一种具体作用机制），美国食品药品监督管理局（FDA）批准的用于治疗碘难治性分化型甲状腺癌的药物有索拉非尼和乐伐替尼。

索拉非尼于 2013 年被美国食品药品监督管理局（FDA）批准用于治疗放射性碘难治性分化型甲状腺癌。2017 年，索拉非尼甲状腺癌适应证在中国获批，用于治疗局部复发或转移的进展性的放射性碘难治性分化型甲状腺癌，索拉非尼是目前第一个也是唯一一个经 CFDA（国家食品药品监督管理总局）批准用于治疗分化型甲状腺癌（DTC）的靶向药物。索拉非尼（商品名：多吉美）是一种多激酶抑制剂。基础研究显示，索拉非尼能同时抑制多种存在于细胞内和细胞表面的激酶，具有双重抗肿瘤效应：一方面，它可以通过抑制多种细胞内的激酶，直接抑制肿瘤生长；另一方面，它又可通过抑制细胞表面的激酶，阻断肿瘤新生血管的形成，间接抑制肿瘤细胞的生长。服用索拉非尼后最常见的不良反应分别为手足综合征（76%）、腹泻（69%）和脱发（67%）。

2015 年，美国食品药品监督管理局和欧洲药品管理局批准乐伐替尼用于治疗局部晚期或转移性分化型甲状腺癌以及放射性碘难治性分化型甲状腺癌。乐伐替尼也是一种多激酶抑制剂，对碘难治性分化型甲状腺癌、局部晚期或转移性分化型甲状腺癌的治疗效果相当鼓舞人心。有研究显示，对采用多种方案治疗无效的晚期复发或转移性分化型甲状腺癌患者，乐伐替尼治疗仍然有效。乐伐替尼在国内已经上市，但适应证不包括碘难治性分化型甲状腺癌，也就是说在国内使用乐伐替尼治疗局部晚期或转移性分化型甲状腺癌或碘难治性分化型甲状腺癌，属于超说明书用药，是不被国家药品监督管理局认可的。乐伐替尼最常见的不良反应为食欲减退、高血压、乏力、恶心和蛋白尿，大多数患者可耐受这些不良反应。

其他尚处于研究中的用于治疗碘难治性分化型甲状腺癌的药物包括：凡德他尼、卡博替尼、阿帕替尼、帕唑帕尼、维罗非尼、达拉非尼等，这些药物尚处于临床试验阶段，虽然可为碘难治性分化型甲状腺癌治疗提供一定依据，但因纳入研究的患者数量少、治疗效果缺乏相应医学证据，故在选用靶向药物治疗前，应综合评估潜在的风险和收益。相信随着更多大型临床试验的开展，碘难治性甲状腺癌的治疗会在不远的将来取得突破性进展。

4. 适用于复发转移性甲状腺髓样癌的靶向药物有哪些

甲状腺髓样癌相对于分化型甲状腺癌来说，预后较差。如前文所述，甲状腺髓样癌来源于甲状腺滤泡旁细胞（一种完全不同于分化型甲状腺癌来源的细胞），髓样癌不吸收碘 -131，这种特性决定了其对放疗、化疗及放射性碘 -131 治疗的敏感性都较差，因此根治性手术切除是甲状腺髓样癌患者的首选治疗方式，手术彻底切除肿瘤是保证髓样癌患者良好预后的重要手段。局部不可切除的复发或转移灶（又称为局部晚期病变）或存在远处转移的甲状腺髓样癌患者可以选择靶向治疗。

到目前为止，美国食品药品监督管理局（FDA）批准的用于治疗晚期甲状腺髓样癌的药物有凡德他尼和卡博替尼，遗憾的是这两种药物均未在国内上市。这两种药物都存在如下相关药物毒性反应：高血压、出血、胃肠道穿孔、腹泻和其他胃肠道反应、皮肤病、甲状腺功能减退等药物毒性反应，有些毒性反应甚至危及生命。凡德他尼的特异性不良反应为 Q-T 间隔时间延长（这属于心脏功能方面的副作用，在行常规心电图监测的过程中会有所体现，大部分患者无明显感觉），而卡博替尼的特异性不良作用为掌足红肿综合征，顾名思义，就是手掌和足底的发红、肿胀，严重者可伴有疼痛。其他仍处于研究中的靶向治疗药物包括：阿帕替尼、索拉非尼、达卡巴嗪联合 5-FU（5- 氟尿嘧啶）、安罗替尼等。其中安罗替尼（商品名：福可维）作为国产靶向药物的一颗新星正在冉冉升起，它是一种新型酪氨酸激酶抑制剂（即新型靶向治疗药物），参与肿瘤增殖、肿瘤中血管的生成和肿瘤细胞周围环境的形成过程。在早期临床研究中，安罗替尼已显示出可控的毒性不良作用和广谱抗肿瘤潜力。有研究表明，安罗替尼在局部晚期或转移性甲状腺髓样癌患者中表现出持久的抗肿瘤活性，同时具有不良事件可控的特征。这就为局部晚期或转移性甲状腺髓样癌患者提供了多种选择，以达到最佳的治疗效果。安罗替尼最常见的不良反应是手足综合征、高甘油三酯血症、胆固醇升高、疲劳和蛋白尿。

最近有两个专门针对 *RET* 基因突变髓样癌的高效靶向药：普拉替尼和 selpercatinib，均得到美国 FDA 批准适应证，相信很快能在中国上市。

5. 适用于甲状腺未分化癌的靶向药物有哪些

甲状腺未分化癌是预后最差的甲状腺癌，仅占所有甲状腺癌的 1%~2%，中位生存时间（也可以理解为平均生存时间）仅有 5~6 个月。患者通常以颈部包块就诊，大部分患者具有颈部肿物短期迅速增大的病史，可伴有声音嘶哑、呼吸困难、吞咽困难等不适，确诊时约一半的患者已经出现远处转移（指转移到颈部以外的其他组织器官）。可以手术彻底切除的甲状腺未分化癌还是首先选择手术治疗，手术治疗后辅以放疗，加或不加化疗。对于局部晚期不可手术切除的或复发 / 转移的甲状腺未分化癌患者，靶向治疗的出现为这些甲状腺未分化癌患者提供了新的希望。选择何种靶向治疗药物要首先明确患者 *BRAF* V600E 是否存在突变，这里的 *BRAF* V600E 可以简单理解为一个基因，如果患者存在这个基因突变，靶向药物的治疗首选是达拉非尼联合曲美替尼（临床一般简称为 D+T），如果患者没有这个基因突变，则选择另一类抗血管内皮生长因子靶向药物。

研究显示：存在 *BRAF* V600E 突变的患者使用达拉非尼联合曲美替尼治疗后，中位疾病无进展生存期为 1.2 年，中位总生存期为 1.7 年，明显改善了患者的生存，因此 2018 年 5 月 4 日，美国 FDA 批准达拉非尼与曲美替尼联合治疗 *BRAF* V600E 突变阳性、局部晚期或转移性甲状腺未分化癌（ATC）。目前推荐联合 PD-1 免疫治疗，效果更加持久。使用这两种药物最常见的不良反应是发热、乏力或恶心。当然，也会出现比较严重的不良反应，所以还是要强调定期监测的重要性。

不存在 *BRAF* V600E 突变的局部晚期不可切除或复发 / 转移的晚期甲状腺未分化癌患者，可以尝试乐伐替尼、安罗替尼、伊马替尼、依维莫司等药物，同时联合 PD-1 免疫治疗。但到目前为止被 FDA 批准的靶向药物只有乐伐替尼。国内还没有批准的靶向药物，使用何种药物，如何使用还是建议患者到正规医院就诊，听从医生的建议，按时服药，定期复查。

在接受分子靶向药物治疗期间，为了避免发生严重的甚至危及生命的毒性反应，患者应该听从医生建议，按时监测各项指标变化（具体哪些指标、如何监测要听从医生建议），出现较严重的影响生活质量的副作用时，及时就医，在医生的指导下进行减量或停药。通过及时有效的支持性护理和剂量调整，大多数晚期甲状腺癌患者应该能够继续接受治疗，并且可能从这些药物中获得最大的益处。

6. 靶向治疗的具体用药方式是什么

与化疗药物不同，小分子靶向药物几乎都是通过口服的方式进入体内。

一部分靶向治疗药物可每天服用，一部分靶向治疗药物具有使用周期，比如索拉非尼用于治疗晚期甲状腺癌推荐每次 0.4g，每日两次，在患者耐受性较好的情况下可连续服用；而安罗替尼用于治疗晚期甲状腺癌推荐 12mg，口服，每日一次，连续服用 2 周，停药 1 周，这 3 周连在一起是一个周期。不同的药物使用剂量、使用方法、是否需要间断停药等都不太相同，建议患者在决定使用某种靶向治疗药物的同时向医生询问使用方法及注意事项，并遵医嘱服用，保证患者的治疗过程安全有效。

7. 靶向治疗过程中常见的不良反应有哪些

靶向药物的治疗相比于化疗、放疗来说，副作用明显减少、减轻，大大改善了患者在治疗过程中的生活质量，而且靶向药物的治疗往往不需要住院，口服药物在家就可以进行治疗，明显减少了患者的住院次数，减轻患者的心理负担，也可减轻家人的负担。靶向药物还是会出现一些不良反应，不同的药物出现的常见不良反应也不太一样，上文中也有简单提到不同药物对应的常见不良反应，这里只是简单概括一下比较常见的不良反应，让大家有一个大体的认识。比如比较常见的不良反应有：皮疹、食欲减退、恶心、乏力、发热、高血压、蛋白尿、手足综合征等。注意一定要在医生指导下用药，医生依据不良反应程度建议停药或减量。

8. 靶向治疗过程中需要注意什么

虽然靶向药物的作用部位更加准确，但一些靶点既存在于肿瘤组织中，也存在于身体内正常组织中，只是肿瘤组织中的靶点较多，更多的药物作用于肿瘤，还有一部分药物会作用于正常机体细胞，导致皮疹、手脚的红斑或溃疡、高血压、发热等不良反应。患者在使用靶向药物的过程中要及时量血压，同时注意自身机体的一些反应，尽量减少手脚部位的摩擦、晒太阳等。这些不良反应通常在第二次用药或减少药物剂量后好转，且不再加重，甚至不再出现。还有一点是患者及家属一定要了解的，也是一定要做到的，就是"定期复查"，这里所说的复查，包括血常规和肝肾功能检查，各种影像学检查用于评估局部病灶和／或转移、复发病灶的变化，了解治疗后肿瘤的变化，评估使用这些药物治疗对于每一位不同的甲状腺癌患者来说是否有效，决定下一步的治疗方式是继续之前的治疗，还是调整药物的种类或剂量。

（张亚冰）

版权所有，侵权必究！

图书在版编目（CIP）数据

甲状腺癌 / 张彬主编 . —北京：人民卫生出版社，
2023.2
（肿瘤科普百科丛书）
ISBN 978-7-117-33580-5

Ⅰ. ①甲… Ⅱ. ①张… Ⅲ. ①甲状腺疾病－腺癌－普
及读物 Ⅳ. ①R736.1-49

中国版本图书馆 CIP 数据核字（2022）第 170515 号

人卫智网 www.ipmph.com 医学教育、学术、考试、健康，
购书智慧智能综合服务平台
人卫官网 www.pmph.com 人卫官方资讯发布平台

肿瘤科普百科丛书——甲状腺癌
Zhongliu Kepu Baike Congshu——Jiazhuangxian'ai

主　　编　张　彬
出版发行　人民卫生出版社（中继线 010-59780011）
地　　址　北京市朝阳区潘家园南里 19 号
邮　　编　100021
E - mail　pmph @ pmph.com
购书热线　010-59787592　010-59787584　010-65264830
印　　刷　北京盛通印刷股份有限公司
经　　销　新华书店
开　　本　787×1092　1/16　印张：11
字　　数　191 千字
版　　次　2023 年 2 月第 1 版
印　　次　2023 年 2 月第 1 次印刷
标准书号　ISBN 978-7-117-33580-5
定　　价　59.00 元

打击盗版举报电话：010-59787491　E-mail：WQ @ pmph.com
质量问题联系电话：010-59787234　E-mail：zhiliang @ pmph.com
数字融合服务电话：4001118166　　E-mail：zengzhi @ pmph.com

52检